BRUSTKREBS:

Ein Buch, das Ihnen ein besseres Verständnis von Brustkrebs, seinen Symptomen, seiner Behandlung, der Wahl der Ernährung, Tipps zum Umgang damit und mehr vermittelt!

Von
George M. Rogers .

INHALTSVERZEICHNIS

KAPITEL 1

<u>Verstehen, was Brustkrebs ist</u>

Brustkrebs entsteht, wenn Zellen in Ihrer Brust unkontrolliert wachsen und sich teilen und einen Gewebeklumpen, einen sogenannten Tumor, bilden. Anzeichen für Brustkrebs können das Ertasten eines Knotens in Ihrer Brust, eine Veränderung der Brustgröße und Veränderungen der Brusthaut sein. Mammographien können bei der Früherkennung helfen.

Brustkrebs beginnt in Ihrem Brustgewebe. Er entsteht, wenn Brustzellen mutieren (sich verändern) und unkontrolliert wachsen, wodurch eine Gewebemasse (Tumor) entsteht.
Wie andere bösartige Tumore kann Brustkrebs in das Gewebe um Ihre Brust eindringen und sich dort ausbreiten. Er kann auch an andere Stellen in Ihrem Körper wandern und neue Tumore bilden.

Wenn dies geschieht, nennt man das Metastasierung.

WER IST HAUPTSÄCHLICH VON BRUSTKREBS BETROFFEN?

Brustkrebs ist nach Hautkrebs eine der häufigsten Krebserkrankungen bei Frauen. Frauen über 50 sind häufiger davon betroffen.
Obwohl es selten vorkommt, können auch Männer an Brustkrebs erkranken. In den USA erkranken jährlich etwa 2.600 Männer an Brustkrebs, was weniger als 1 % aller Fälle ausmacht.

Transgender-Frauen erkranken häufiger an Brustkrebs als Cisgender-Männer. Darüber hinaus erkranken Transgender-Männer seltener an Brustkrebs als Cisgender-Frauen.

IN WELCHEM ALTER TRITT BRUSTKREBS AUF?

Brustkrebs wird am häufigsten bei Frauen über 50 Jahren festgestellt, er kann jedoch in jedem Alter auftreten.

WELCHE RASSE IST AM MEISTEN VON BRUSTKREBS BETROFFEN?

Insgesamt haben nicht-hispanische weiße Frauen ein etwas höheres Risiko, an Brustkrebs zu erkranken, als Frauen jeder anderen Rasse oder Ethnie. Nicht-hispanische schwarze Frauen erkranken fast genauso häufig an Brustkrebs wie nicht-hispanische weiße Frauen. Statistisch gesehen erkranken Frauen asiatischer, hispanischer oder indianischer Herkunft am seltensten an Brustkrebs.

WIE HÄUFIG KOMMT BRUSTKREBS VOR?

In den USA ist Brustkrebs nach Lungenkrebs die zweithäufigste Krebstodesursache bei Frauen. Auch bei

Frauen zwischen 35 und 54 Jahren ist er die häufigste Krebstodesursache.

WELCHE ARTEN VON BRUSTKREBS GIBT ES?

Es gibt verschiedene Formen von Brustkrebs, darunter:

INFILTRIERENDES (INVASIVES) DUKTKARZINOM

Dieser Krebs beginnt in den Milchgängen der Brust, durchbricht die Wand des Gangs und breitet sich auf das angrenzende Brustgewebe aus. Mit fast 80 % aller Fälle ist dies die häufigste Art von Brustkrebs.

DUKTALES KARZINOM IN SITU.

Das duktale Carcinoma in situ, auch Brustkrebs im Stadium 0 genannt, wird von manchen als präkanzerös angesehen, da die Zellen sich nicht über die Milchgänge hinaus ausgebreitet haben. Diese Krankheit ist relativ heilbar. Eine schnelle Behandlung ist jedoch unerlässlich, um zu verhindern, dass der Krebs aggressiv wird und sich auf andere Gewebe ausbreitet.

INFILTRIERENDES (INVASIVES) LOBULARKARZINOM

Dieser Krebs beginnt in den Läppchen Ihrer Brust (wo die Muttermilchproduktion stattfindet) und hat sich auf das angrenzende Brustgewebe ausgebreitet. Er macht 10 bis 15 % aller Brustkrebserkrankungen aus.

Lobuläres Carcinoma in situ ist eine präkanzeröse Erkrankung, bei der sich in den Läppchen Ihrer Brust abnormale Zellen befinden. Es handelt sich zwar nicht um echten Krebs, aber dieser Marker kann auf das Risiko für späteren Brustkrebs hinweisen. Daher ist es für Frauen mit lobulärem Carcinoma in situ unerlässlich, sich regelmäßigen klinischen Brustuntersuchungen und Mammographien zu unterziehen.

Dreifach negativer Brustkrebs (TNBC)

Mit etwa 15 % aller Fälle ist dreifach negativer Brustkrebs eine der am schwierigsten zu behandelnden Brustkrebsarten. Er wird dreifach negativ genannt, weil er drei der mit anderen Formen von Brustkrebs verbundenen Indikatoren nicht aufweist. Dies macht Prognose und Therapie schwierig.

ENTZÜNDLICHER BRUSTKREBS

Diese Krebsart ist selten und aggressiv und ähnelt einer Krankheit. Menschen mit entzündlichem Brustkrebs bemerken häufig Rötungen, Schwellungen, Dellen und Grübchen auf der Brustoberfläche. Der Krebs wird durch obstruktive Krebszellen in den Lymphgefäßen der Haut verursacht.

Paget-Krankheit der Brust

Diese bösartige Erkrankung befällt die Haut Ihrer Brustwarze und Ihres Warzenhofs (der Bereich um Ihre Brustwarze herum).

KANN SICH AN ANDEREN STELLEN DER BRUST KREBS BILDEN?

Wenn wir „Brustkrebs" erwähnen, meinen wir normalerweise Tumoren, die in den Milchgängen oder Läppchen entstehen. Krebs kann auch in anderen Bereichen der Brust auftreten, obwohl diese Krebsarten weniger verbreitet sind. Dazu können gehören:

ANGIOSARKOM. Diese seltene Krebsart entsteht in den Zellen, die die Auskleidung der Blut- oder Lymphgefäße bilden.
Phyllodes-Tumoren. Phyllodes-Tumoren beginnen im Bindegewebe und sind selten. Sie sind normalerweise gutartig (nicht krebsartig), können jedoch in bestimmten Situationen bösartig (krebsartig) sein.

SYMPTOME UND URSACHEN
HÄUFIGE ANZEICHEN VON BRUSTKREBS UND WORAUF SIE ACHTEN SOLLTEN.

Was sind die Frühzeichen von Brustkrebs?

Die Symptome von Brustkrebs können bei jeder Person unterschiedlich sein. Mögliche Anzeichen für Brustkrebs sind:

- Eine Veränderung der Größe, Form oder Kontur Ihrer Brust.
- Eine Masse oder ein Klumpen, der sich vielleicht so klein wie eine Erbse anfühlt.
- Ein Knoten oder eine Verdickung in oder um Ihre Brust oder in Ihrer Achselhöhle, die während Ihres Menstruationszyklus bestehen bleibt.
- Eine Veränderung des Aussehens oder der Haptik der Haut an Ihrer Brust oder Brustwarze (Grübchen, Falten, Schuppen oder Reizungen)
- Rötung der Haut an Ihrer Brust oder Brustwarze.
- Eine Stelle, die sich deutlich von allen anderen Stellen auf jeder Brust unterscheidet.
- Eine marmorartige, feste Region unter Ihrer Haut.

- Aus Ihrer Brustwarze tritt blutiger oder klarer Flüssigkeitsausfluss aus.

Bei manchen Personen sind überhaupt keine Anzeichen von Brustkrebs zu erkennen. Deshalb sind regelmäßige Mammographien so wichtig.

WAS IST DIE URSACHE VON BRUSTKREBS?

Brustkrebs entsteht, wenn sich abnorme Zellen in der Brust teilen und vermehren. Doch die Spezialisten wissen nicht genau, was diesen Prozess überhaupt auslöst.

Untersuchungen legen jedoch nahe, dass es bestimmte Risikofaktoren gibt, die Ihr Brustkrebsrisiko erhöhen können. Dazu gehören:

ALTER: Ab 55 Jahren steigt Ihr Brustkrebsrisiko.

GESCHLECHT: Frauen erkranken deutlich häufiger an Brustkrebs als Männer.

FAMILIENGESCHICHTE UND GENETIK- Wenn bei Ihren Eltern, Geschwistern, Kindern oder anderen nahen Verwandten Brustkrebs diagnostiziert wurde, ist die Wahrscheinlichkeit höher, dass Sie im Laufe Ihres Lebens auch an dieser Krankheit erkranken. Etwa 5 bis 10 % aller Brustkrebserkrankungen stehen im Zusammenhang mit einzelnen fehlerhaften Genen, die von den Eltern an die Kinder weitergegeben werden und durch genetische Tests entdeckt werden können.

RAUCHEN – Tabakkonsum wird mit vielen verschiedenen Krebsarten in Verbindung gebracht, darunter auch Brustkrebs.

ALKOHOLKONSUM – Untersuchungen legen nahe, dass der Konsum von Alkohol das Risiko für bestimmte Formen von Brustkrebs erhöhen kann.

ADIPOSITAS – Fettleibigkeit kann Ihr Brustkrebsrisiko und das Risiko eines erneuten Auftretens von Brustkrebs erhöhen.

STRAHLENBELASTUNG: Wenn Sie in der Vergangenheit einer Strahlenbehandlung unterzogen wurden – insbesondere an Kopf, Hals oder Brust –, besteht ein höheres Risiko, dass Sie an Brustkrebs erkranken.

HORMONERSATZTHERAPIE – Bei Personen, die eine Hormonersatztherapie (HRT) anwenden, ist die Wahrscheinlichkeit einer Brustkrebsdiagnose erhöht.
Es gibt noch mehrere weitere Faktoren, die Ihr Brustkrebsrisiko erhöhen können. Sprechen Sie mit Ihrem Arzt, um herauszufinden, ob bei Ihnen ein Risiko besteht.

DIAGNOSE UND TESTS
Wie wird Brustkrebs diagnostiziert?

Ihr Arzt wird eine Brustuntersuchung durchführen und sich nach Ihrer Familiengeschichte, Ihrer Krankengeschichte und etwaigen aktuellen Symptomen erkundigen. Ihr Arzt wird Ihnen auch Tests vorschlagen, um nach Brustanomalien zu suchen. Diese Tests können Folgendes umfassen:

MAMMOGRAMM
Diese empfindlichen Röntgenbilder können Veränderungen oder abnormales Wachstum in Ihrer Brust aufdecken. Eine Mammographie wird häufig zur Brustkrebsvorsorge eingesetzt.

ULTRASCHALL
Bei diesem Test werden Schallwellen verwendet, um Bilder des Gewebes in Ihrer Brust zu erhalten. Er wird verwendet, um Knoten oder Anomalien in der Brust zu erkennen.

Positronen-Emissions-Tomographie (PET):
Bei einem PET-Scan werden spezielle
Farbstoffe verwendet, um verdächtige
Bereiche hervorzuheben. Bei diesem Test
spritzt Ihr Arzt einen speziellen Farbstoff in
Ihre Venen und macht mit dem Scanner
Bilder davon.

MAGNETRESONANZTOMATERIAL
(MRT): Bei diesem Test werden Magnete
und Radiowellen eingesetzt, um scharfe,
detaillierte Bilder der Strukturen im
Inneren Ihrer Brust zu liefern.
Wenn Ihr Arzt bei den bildgebenden
Untersuchungen etwas Beunruhigendes
feststellt, wird er möglicherweise eine
Biopsie Ihres Brustgewebes durchführen. Er
schickt die Probe zur Analyse an ein
Pathologielabor.

WELCHE STADIEN GIBT ES BEI BRUSTKREBS?

Die Stadieneinteilung hilft zu bestimmen,
wie stark der Krebs in Ihrem Körper ist. Sie

wird anhand zahlreicher Kriterien bestimmt, darunter Größe und Lage des Tumors und ob sich die Krankheit auf andere Stellen in Ihrem Körper ausgebreitet hat. Die grundlegenden Stadien von Brustkrebs sind:

Stadium 0 – Die Krankheit ist nicht invasiv. Dies bedeutet, dass sie nicht aus Ihren Brustgängen ausgebrochen ist.

Stadium I – Die Krebszellen haben sich in das angrenzende Brustgewebe ausgebreitet.

Stadium II – Der Tumor ist entweder weniger als 2 Zentimeter groß und hat sich auf die Achsellymphknoten ausgebreitet oder größer als 5 Zentimeter, aber noch nicht auf die Achsellymphknoten. Tumore in diesem Stadium können zwischen 2 und 5 cm groß sein und können die benachbarten Lymphknoten beeinflussen, müssen es aber nicht.

Stadium III – In diesem Stadium hat sich der Krebs über den Entstehungsort hinaus ausgebreitet. Er kann in lokales Gewebe und Lymphknoten eingedrungen sein, ist aber nicht in entfernte Organe gewandert. Stadium III wird allgemein als lokal fortgeschrittener Brustkrebs bezeichnet.

Stadium IV – Der Krebs hat sich auf Regionen ausgebreitet, die von Ihren Brüsten entfernt liegen, wie etwa Knochen, Leber, Lunge oder Gehirn. Brustkrebs im Stadium IV wird manchmal als metastasierter Brustkrebs bezeichnet.

MANAGEMENT UND BEHANDLUNG
Wie wird Brustkrebs behandelt?
Es gibt verschiedene Behandlungsmöglichkeiten für Brustkrebs, darunter Operation, Chemotherapie, Strahlentherapie, Hormontherapie, Immuntherapie und gezielte medikamentöse Therapie. Was für Sie geeignet ist, hängt von mehreren Variablen

ab, darunter der Lage und Größe des Tumors, den Ergebnissen Ihrer Labortests und davon, ob sich der Krebs auf andere Regionen Ihres Körpers ausgebreitet hat.
Ihr Arzt wird Ihren Behandlungsplan Ihren individuellen Bedürfnissen entsprechend anpassen. Nicht selten wird auch eine Kombination anderer Therapien angeboten.

BRUSTKREBS-CHIRURGIE

Bei einer Brustkrebsoperation werden der bösartige Teil Ihrer Brust und ein Bereich normalen Gewebes um den Tumor herum entfernt. Abhängig von Ihrem Zustand gibt es zahlreiche Operationsmethoden, darunter:

WEITE EXZISION

Bei einer Lumpektomie, auch partielle Mastektomie genannt, werden der Tumor und ein kurzer Rand gesunden Gewebes entfernt, der ihn umgibt. Normalerweise werden auch einige der Lymphknoten – in Ihrer Brust oder unter Ihrem Arm – zur

Untersuchung entnommen. Menschen, die sich einer Lumpektomie unterziehen, erhalten in den Wochen nach der Operation normalerweise eine Strahlenbehandlung.

MASTEKTOMIE
Eine weitere Möglichkeit ist die Entfernung der gesamten Brust. In seltenen Fällen können Chirurgen eine brustwarzenerhaltende Mastektomie durchführen, um Ihre Brustwarze und Ihren Warzenhof (die schwarze Haut um Ihre Brustwarze) zu erhalten. Viele Frauen entscheiden sich für eine sofortige oder verzögerte Brustrekonstruktion nach der Operation.

Wächterlymphknotenbiopsie. Da eine frühe Diagnose von Brustkrebs in den meisten Fällen dazu geführt hat, dass die Lymphknoten negativ (auf Krebs) waren, wurde die Wächterlymphknotenbiopsie entwickelt, um die verschwenderische Entfernung einer großen Zahl von

Lymphknoten, die nicht von der Krankheit betroffen sind, zu minimieren. Um den Wächterlymphknoten zu lokalisieren, injizieren Ärzte einen Farbstoff, der den ersten Lymphknoten aufspürt, auf den sich der Krebs ausbreiten könnte. Wenn ein Lymphknoten krebsfrei ist, müssen keine weiteren Lymphknoten entfernt werden.

Wenn ein Lymphknoten krebsartig ist, kann es notwendig sein, weitere Lymphknoten zu entfernen. Oft wird mehr als ein Wächterlymphknoten gefunden, aber je weniger Lymphknoten entfernt werden, desto geringer ist die Wahrscheinlichkeit, dass sich in Ihrem Arm eine Schwellung (Lymphödem) entwickelt. Eine Wächterlymphknotenbiopsie kann entweder mit einer Lumpektomie oder einer Mastektomie durchgeführt werden.

Achsellymphknotendissektion. Wenn zahlreiche Lymphknoten von der bösartigen Erkrankung betroffen sind, kann eine

Achsellymphknotendissektion durchgeführt werden, um sie zu entfernen. Dazu gehört die Entfernung mehrerer Lymphknoten unter Ihrem Arm (Ihrer Achselhöhle).

MODIFIZIERTE RADIKALE MASTEKTOMIE Bei dieser Behandlung wird Ihre gesamte Brust zusätzlich zur Brustwarze entfernt. Die nahegelegenen Lymphknoten in Ihrer Achselregion werden ebenfalls entfernt, Ihre Brustmuskulatur bleibt jedoch intakt. Auf Wunsch kann häufig eine Brustrekonstruktion durchgeführt werden.

RADIKALE MASTEKTOMIE: Diese Behandlung wird nur noch selten durchgeführt, es sei denn, der Brustkrebs hat sich bereits auf die Brustwandmuskulatur ausgebreitet. Bei einer radikalen Mastektomie entfernt Ihr Chirurg Ihre gesamte Brust, Ihre Brustwarze, die Lymphknoten unter den Achseln und die Brustwandmuskulatur.

Frauen, die sich dieser Operation unterziehen, können sich auch für eine Brustrekonstruktion entscheiden.

CHEMOTHERAPIE BEI BRUSTKREBS
Ihr Arzt kann Ihnen vor einer Lumpektomie eine Chemotherapie gegen Brustkrebs anbieten, um den Tumor zu verkleinern. Manchmal wird sie nach der Operation verabreicht, um alle verbleibenden Krebszellen zu entfernen und die Gefahr eines erneuten Auftretens (Rückfalls) zu verringern. Wenn der Krebs über Ihre Brust hinaus in andere Körperregionen vorgedrungen ist, kann Ihr Arzt eine Chemotherapie als erste Behandlung vorschlagen.

STRAHLENTHERAPIE BEI BRUSTKREBS
Eine Strahlenbehandlung bei Brustkrebs wird häufig nach einer Lumpektomie oder Mastektomie durchgeführt, um verbleibende Krebszellen zu eliminieren. Sie kann auch zur Behandlung bestimmter

metastatischer Tumore eingesetzt werden, die Schmerzen oder andere Probleme verursachen.

HORMONTHERAPIE BEI BRUSTKREBS
Manche Arten von Brustkrebs benötigen Hormone – wie Östrogen und Progesteron – um sich zu entwickeln. Unter diesen Umständen kann eine Hormonbehandlung entweder den Östrogenspiegel senken oder verhindern, dass Östrogen an Brustkrebszellen bindet. Am häufigsten wenden Ärzte eine Hormonbehandlung nach einer Operation an, um das Risiko eines erneuten Auftretens von Brustkrebs zu senken. Sie können sie jedoch auch vor einer Operation anwenden, um den Tumor zu verkleinern oder um Krebs zu behandeln, der sich auf andere Körperregionen ausgebreitet hat.

Immuntherapie bei Brustkrebs
Bei der Immuntherapie wird die Stärke Ihres eigenen Immunsystems genutzt, um

Brustkrebszellen gezielt anzugreifen und zu bekämpfen. Die Behandlung erfolgt intravenös (über eine Vene in Ihrem Arm oder Ihrer Hand). Ihr Arzt kann die Immuntherapie bei Brustkrebs in Kombination mit einer Chemotherapie anwenden.

Gezielte medikamentöse Therapie bei Brustkrebs
Einige Medikamente können auf bestimmte Zellfunktionen abzielen, die Krebs verursachen. Ihr Arzt kann Ihnen eine gezielte medikamentöse Behandlung empfehlen, wenn sich der Brustkrebs bereits auf andere Bereiche Ihres Körpers ausgebreitet hat. Zu den am häufigsten in der Brustkrebstherapie eingesetzten Medikamenten gehören monoklonale Antikörper (wie Trastuzumab, Pertuzumab und Margetuximab), Antikörper-Wirkstoff-Konjugate (wie Ado-Trastuzumab Emtansin und Fam-Trastuzumab Deruxtecan) und

Kinaseinhibitoren (wie Lapatinib, Neratinib und Tucatinib).

VERHÜTUNG

Wie kann ich sicher sein, dass mein Krebs diagnostiziert wird, bevor er sich ausgebreitet hat?

Obwohl Sie Brustkrebs nicht vollständig vermeiden können, gibt es einige Dinge, die Sie tun können, um das Risiko zu senken, dass er in einem fortgeschrittenen Stadium entdeckt wird. Zum Beispiel:

Lassen Sie regelmäßig Mammographien machen. Die American Cancer Society empfiehlt, im Alter von 35 Jahren eine Basis-Mammographie und ab dem 40. Lebensjahr jedes Jahr eine Screening-Mammographie machen zu lassen.

Untersuchen Sie Ihre Brüste ab dem 20. Lebensjahr einmal im Monat. So lernen Sie die Rundungen und das Gefühl Ihrer Brüste kennen und nehmen Veränderungen aufmerksamer wahr.

Lassen Sie Ihre Brüste ab dem 20. Lebensjahr mindestens alle drei Jahre und ab dem 40. Lebensjahr jährlich von einem Arzt untersuchen. Bei klinischen Brustuntersuchungen können Knoten aufgedeckt werden, die bei einer Mammographie möglicherweise nicht entdeckt werden.

AUSBLICK / PROGNOSE

Was erwartet mich, wenn ich Brustkrebs habe?

Wenn bei Ihnen Brustkrebs diagnostiziert wurde, wird Ihr Arzt ausführlich mit Ihnen über Ihre Behandlungsmöglichkeiten sprechen. Behandlung und Rehabilitation sind bei jedem anders, daher kann er Ihnen sagen, was Sie in Ihrer Situation erwarten können.

IST BRUSTKREBS TÖDLICH?

Menschen mit Brustkrebs im Frühstadium können ihre Krankheit im Allgemeinen mit einer Therapie gut in den Griff bekommen. Tatsächlich genießen viele Frauen, die eine Brustkrebsdiagnose erhalten haben, ein langes, produktives Leben. Brustkrebs im Spätstadium ist jedoch schwieriger zu behandeln und kann tödlich sein.

WIE HOCH IST DIE ÜBERLEBENSRATE BEI BRUSTKREBS?

Die allgemeine Fünfjahresüberlebensrate bei Brustkrebs beträgt 90 %. Das bedeutet, dass 90 % der Personen, bei denen die Krankheit diagnostiziert wurde, fünf Jahre später noch am Leben sind. Die Fünfjahresüberlebensrate bei Brustkrebs, der sich auf benachbarte Regionen ausgebreitet hat, beträgt 86 %, während die Fünfjahresüberlebensrate bei metastasiertem Brustkrebs 28 % beträgt.

Glücklicherweise steigen die Überlebensraten bei Brustkrebs, da wir mehr über die Krankheit erfahren und neue und bessere Behandlungstechniken finden.

Bedenken Sie, dass die Überlebensraten nur Annäherungswerte sind. Sie können weder das Ergebnis der Therapie vorhersagen noch Ihnen sagen, wie lange Sie überleben werden. Wenn Sie besondere Bedenken hinsichtlich der Überlebensraten bei Brustkrebs haben, sprechen Sie mit Ihrem Arzt.

LEBEN MIT\WANN SOLLTE ICH MEINEN GESUNDHEITSVERSORGER AUFSUCHEN?

Zusätzlich zu den regelmäßigen Untersuchungen und Mammographien sollten Sie Ihren Arzt informieren, wenn Sie Veränderungen an Ihren Brüsten beobachten.

WELCHE FRAGEN SOLLTE ICH MEINEM GESUNDHEITSDIENSTLEISTER STELLEN?

Wenn Sie so viel wie möglich über Ihre Diagnose erfahren, können Sie fundierte Entscheidungen bezüglich Ihrer Gesundheit treffen. Hier sind einige Fragen, die Sie Ihrem Arzt stellen sollten:

- Wo befindet sich der Tumor?
- Hat der Tumor gestreut?
- In welchem Stadium befindet sich mein Brustkrebs?
- Was sagen die Tests auf Östrogenrezeptor (ER), Progesteronrezeptor (PR) und HER2 aus und was bedeuten die Ergebnisse für mich?
- Welche Behandlungsmöglichkeiten habe ich?
- Ist eine Brustkrebsoperation für mich eine Option?

- Kann ich während der Behandlung arbeiten?
- Wie lange dauert meine Therapie?
- Auf welche zusätzlichen Ressourcen kann ich zugreifen?

Die Diagnose Brustkrebs kann furchterregend, frustrierend und sogar hoffnungslos sein. Wenn Sie oder eine Ihnen nahestehende Person von dieser Krankheit betroffen sind, ist es wichtig, die verschiedenen Ihnen zur Verfügung stehenden Optionen zu nutzen. Sprechen Sie mit Ihrem Arzt über Ihre Behandlungsmöglichkeiten. Vielleicht möchten Sie sogar eine zweite Meinung einholen, bevor Sie eine Entscheidung treffen. Sie sollten mit Ihrer Behandlungsstrategie zufrieden und hoffnungsvoll sein. Schließlich kann der Beitritt zu einer lokalen Selbsthilfegruppe gegen das Gefühl der Isolation helfen und Ihnen ermöglichen, mit anderen Menschen zu sprechen, die dasselbe durchmachen.

KAPITEL 2

<u>Missverständnisse/Mythen über Brustkrebs ausräumen</u>

Brustkrebs ist eine Krankheit, die zahllose Frauen auf der ganzen Welt betrifft und zu den am häufigsten diagnostizierten Krebserkrankungen bei Frauen zählt. Trotz seiner Häufigkeit gibt es immer noch viele Missverständnisse und Mythen rund um Brustkrebs, die bei den Betroffenen zu Verwirrung und Angst führen können.

In diesem Kapitel werden wir einige der gängigsten Mythen und Fakten zu Brustkrebs untersuchen, um etwaige Missverständnisse auszuräumen und genaue Informationen zu diesem wichtigen Thema bereitzustellen.

Wenn wir die Wahrheit über Brustkrebs verstehen, können wir fundierte Entscheidungen über unsere Gesundheit treffen und die notwendigen Schritte unternehmen, um diese Krankheit zu verhindern, zu erkennen und zu behandeln.

MYTHOS: Nur Frauen mit Brustkrebs in der Familie sind gefährdet

WIRKLICHKEIT: Bei etwa 70 Prozent der Frauen, bei denen Brustkrebs diagnostiziert wird, gibt es keine bekannten Risikofaktoren für die Krankheit. Die Gefahren in der Familiengeschichte sind jedoch folgende: Wenn ein naher Verwandter (ein Elternteil, Geschwister oder Kind) Brustkrebs hatte oder hat, verdoppelt sich Ihr Risiko, an der Krankheit zu erkranken, fast. Wenn zwei nahe Verwandte an der Krankheit leiden, steigt Ihr Risiko noch weiter an.

MYTHOS: Das Tragen eines Bügel-BHs erhöht Ihr Brustkrebsrisiko

WIRKLICHKEIT: Behauptungen, dass Bügel-BHs das Lymphsystem der Brust zusammendrücken, wodurch Giftstoffe entstehen und Brustkrebs entsteht, wurden weitgehend als unwissenschaftlich widerlegt. Die Schlussfolgerung ist, dass weder die Art des BHs, den Sie tragen, noch die Enge Ihrer Unterwäsche oder anderer Kleidungsstücke irgendeinen Zusammenhang mit dem Brustkrebsrisiko haben.

MYTHOS: Die meisten Brusttumore sind bösartig

WIRKLICHKEIT: Etwa 80 Prozent der Knoten in der Brust von Frauen werden durch gutartige (nicht krebsartige) Veränderungen, Zysten oder andere Krankheiten verursacht. Ärzte raten Frauen jedoch, jegliche Veränderungen zu melden, da eine frühzeitige Diagnose von Brustkrebs so vorteilhaft ist. Ihr Arzt kann eine Mammographie, Ultraschalluntersuchung oder Biopsie verschreiben, um festzustellen, ob ein Knoten bösartig ist.

MYTHOS: Wird ein Tumor während einer Operation der Luft ausgesetzt, breitet sich der Krebs aus

WIRKLICHKEIT: Eine Operation verursacht keinen Brustkrebs und führt auch nicht dazu, dass sich der Brustkrebs ausbreitet, soweit die Experten dies anhand der bisherigen Studienergebnisse beurteilen können.

Ihr Arzt kann jedoch nach der Operation feststellen, dass Ihr Krebs weiter fortgeschritten ist als ursprünglich angenommen. Und einige Tierstudien haben gezeigt, dass die Entfernung des Haupttumors gelegentlich zur Entwicklung von Metastasen führt, allerdings nur kurzzeitig; bei Menschen konnte dies nicht bestätigt werden.

MYTHOS: Brustimplantate könnten Ihr Krebsrisiko erhöhen

WIRKLICHKEIT: Laut einer Studie haben Frauen mit Brustimplantaten kein zusätzliches Risiko, an Brustkrebs zu erkranken. Standard-Mammographien sind bei diesen Frauen jedoch nicht immer so erfolgreich, sodass gelegentlich zusätzliche Röntgenaufnahmen erforderlich sind, um das Brustgewebe umfassender zu untersuchen.

MYTHOS: Bei allen Frauen liegt das Risiko, an Brustkrebs zu erkranken, bei 1:8.
WIRKLICHKEIT: Ihr Risiko steigt mit zunehmendem Alter. Die Wahrscheinlichkeit, dass bei einer Frau Brustkrebs diagnostiziert wird, liegt in ihren 30ern bei etwa 1 zu 233 und steigt auf 1 zu 8, wenn sie 85 Jahre alt ist.

MYTHOS: Das Tragen von Antitranspirantien erhöht das Risiko, an Brustkrebs zu erkranken
WIRKLICHKEIT: Die American Cancer Society tut diese Vorstellung zwar ab, räumt aber ein, dass weitere Studien erforderlich sind. Eine bescheidene Studie stieß in einer

begrenzten Stichprobe von Brustkrebstumoren auf Hinweise auf Parabene.

Parabene werden als Konservierungsmittel in bestimmten Antitranspirantien verwendet und haben leicht östrogenartige Eigenschaften. Die betreffenden Untersuchungen konnten jedoch weder einen Ursache-Wirkungs-Zusammenhang zwischen Parabenen und Brustkrebs nachweisen, noch konnte die Quelle der in Tumoren entdeckten Parabene überzeugend identifiziert werden.

MYTHOS: Frauen mit kleinen Brüsten haben ein geringeres Brustkrebsrisiko
WIRKLICHKEIT: Es besteht kein Zusammenhang zwischen der Größe Ihrer Brüste und Ihrem Brustkrebsrisiko. Sehr große Brüste können schwieriger zu untersuchen sein als kleine Brüste, wobei klinische Brustuntersuchungen – und sogar Mammographien und MRTs – schwieriger

durchzuführen sind. Aber alle Frauen, unabhängig von ihrer Brustgröße, sollten sich regelmäßigen Untersuchungen und Untersuchungen unterziehen.

MYTHOS: Brustkrebs tritt normalerweise in Form eines Knotens auf\Frau
WIRKLICHKEIT: Ein Knoten kann auf Brustkrebs (oder eine der vielen gutartigen Brusterkrankungen) hinweisen, aber Frauen sollten auch auf andere Veränderungen achten, die Symptome von Krebs sein können. Dazu gehören Schwellungen, Hautreizungen oder Grübchenbildung, Brust- oder Brustwarzenbeschwerden, Einziehen der Brustwarze (nach innen gerichtete Drehung), Rötung, Schuppigkeit oder Verdickung der Brustwarze oder Brusthaut oder ein Ausfluss, der keine Muttermilch ist.

Brustkrebs kann sich auch auf die Lymphknoten unter den Achseln ausbreiten und dort Schwellungen verursachen, bevor der Tumor in der Brust groß genug ist, um ertastet zu werden. Andererseits kann eine Mammographie Brustkrebs erkennen, der überhaupt keine äußeren Anzeichen aufweist.

MYTHOS : Nach einer Mastektomie kann man keinen Brustkrebs bekommen
WIRKLICHKEIT: Manche Frauen erkranken nach einer Mastektomie tatsächlich an Brustkrebs, manchmal an der Stelle der Narbe. Oder der ursprüngliche Tumor hat sich ausgebreitet. Bei Frauen mit hohem Brustkrebsrisiko, denen die Brüste als prophylaktische oder vorbeugende Maßnahme entfernt werden, besteht immer noch die Möglichkeit, dass sie an Brustkrebs erkranken, wenn auch eine geringe. Nach einer vorbeugenden Mastektomie verringert sich das Brustkrebsrisiko einer Frau im Durchschnitt um 90 Prozent.

MYTHOS: Wenn Ihr Vater in der Familie Brustkrebs hat, erhöht das Ihr Risiko nicht so sehr wie das Ihrer Mutter.

WIRKLICHKEIT: Die Familiengeschichte Ihres Vaters mit Brustkrebs ist für die Ermittlung Ihres Risikos ebenso wichtig wie die Ihrer Mutter. Um jedoch das Risiko auf der väterlichen Seite der Familie herauszufinden, müssen Sie sich vor allem die Frauen ansehen; obwohl auch Männer Brustkrebs bekommen, sind Frauen anfälliger dafür. Auch assoziierte bösartige Erkrankungen bei Männern (wie Prostatakrebs oder Dickdarmkrebs im Frühstadium) auf beiden Seiten müssen bei einer gründlichen Risikobewertung des Familienstammbaums unbedingt berücksichtigt werden.

MYTHOS: Koffein fördert Brustkrebs

WIRKLICHKEIT: Es wurde kein direkter Zusammenhang zwischen Kaffeekonsum und Brustkrebs festgestellt; tatsächlich zeigen einige Studien, dass Koffein das

Risiko senken kann. Bisher ist unklar, ob Brustschmerzen mit Kaffee zusammenhängen.

MYTHOS: Wenn Sie ein Risiko für Brustkrebs haben, können Sie nichts tun, außer auf die Anzeichen zu warten

WIRKLICHKEIT: Frauen können viel tun, um ihr Risiko zu minimieren. Dazu gehören Gewichtsabnahme bei Übergewicht, regelmäßige Bewegung, Einschränkung oder Verzicht auf Alkoholkonsum, gründliche Untersuchung der eigenen Brüste und regelmäßige klinische Kontrolluntersuchungen und Mammographien. Auch das Aufhören mit dem Rauchen würde nicht schaden.

Einige Risikofrauen entscheiden sich auch für eine präventive Mastektomie, um ihr Risiko um etwa 90 Prozent zu senken. Sie ergreifen möglicherweise zusätzliche proaktive Maßnahmen, wie z. B. regelmäßige MRTs, eine Chemoprävention mit Medikamenten wie Tamoxifen und die Teilnahme an klinischen Studien.

MYTHOS: Frauen mit Knoten in der Brust (auch als fibrozystische Brustveränderungen bekannt) haben ein erhöhtes Risiko, an Brustkrebs zu erkranken
WIRKLICHKEIT: In der Vergangenheit wurde angenommen, dass Frauen mit knotigen, dicken oder fibrozystischen Brüsten ein erhöhtes Risiko für Brustkrebs haben, aber es scheint doch keinen Zusammenhang zu geben. Wenn Sie jedoch knotige Brüste haben, kann es schwierig sein, normales Gewebe von bösartigem Gewebe zu unterscheiden, sodass es zu Fehlalarmen kommen kann. Bei Frauen mit fibrozystischen Brüsten wird nach der Mammographie normalerweise eine Ultraschalluntersuchung durchgeführt.

MYTHOS: Bei jährlichen Mammographien sind Sie einer so hohen Strahlung ausgesetzt, dass Ihr Krebsrisiko steigt.

WIRKLICHKEIT: Es stimmt zwar, dass bei der Mammographie Strahlung verwendet wird, aber die Menge ist so gering, dass die damit verbundenen Gefahren im Vergleich zu den massiven vorbeugenden Vorteilen, die diese Untersuchung mit sich bringt, verschwindend gering sind. Mammographien können Knoten erkennen, lange bevor sie tastbar oder anderweitig sichtbar sind, und je früher Knoten entdeckt werden, desto größer sind die Überlebenschancen. Die American Cancer Society empfiehlt Frauen ab 40 Jahren, alle ein bis zwei Jahre eine Screening-Mammographie durchführen zu lassen.

MYTHOS: Nadelbiopsien können Krebszellen zerstören und deren Ausbreitung in andere Körperregionen verursachen.

WIRKLICHKEIT: Es gibt keine eindeutigen Beweise für diese Behauptung.

Trotz einiger früherer Befürchtungen zeigte eine Studie aus dem Jahr 2004, dass bei Personen, die sich einer Nadelbiopsie unterzogen, keine größere Krebsausbreitung auftrat als bei Personen, die diese Behandlung nicht erhielten.

MYTHOS: Nach Herzerkrankungen ist Brustkrebs die häufigste Todesursache bei Frauen in den USA

WIRKLICHKEIT: In den Vereinigten Staaten sterben jährlich rund 40.000 Frauen an Brustkrebs, doch Schlaganfälle (96.000 Todesfälle), Lungenkrebs (71.000) und chronische Erkrankungen der unteren Atemwege (67.000) sind jedes Jahr für noch mehr Todesfälle verantwortlich.

MYTHOS: Wenn Ihr Mammographie-Ergebnis negativ ist, besteht kein Grund zur Sorge

WIRKLICHKEIT: Trotz ihrer Bedeutung für die Brustkrebsvorsorge und -diagnose können Mammographien etwa 10 bis 20

Prozent aller Brustkrebserkrankungen nicht erkennen. Aus diesem Grund sind klinische Brustuntersuchungen und in gewissem Maße auch Selbstuntersuchungen der Brust wichtige Bestandteile des Vorsorgeverfahrens.

MYTHOS: Haarglätter verursachen Brustkrebs bei afroamerikanischen Frauen
WIRKLICHKEIT: Eine bedeutende Studie aus dem Jahr 2007, die vom National Cancer Institute finanziert wurde, ergab, dass die Verwendung von Haarglättern oder Haarglättungsmitteln kein erhöhtes Brustkrebsrisiko birgt. Die Studienteilnehmerinnen waren Afroamerikanerinnen, die 20 Jahre oder länger sieben oder mehr Mal im Jahr Haarglätter verwendet hatten.

MYTHOS: Die Entfernung der gesamten Brust bietet eine höhere Chance, den Krebs zu überleben, als eine Lumpektomie mit anschließender Strahlenbehandlung.

WIRKLICHKEIT: Die Überlebensraten sind bei Frauen, die sich einer Mastektomie unterziehen, ungefähr gleich und bei Frauen, die sich für die brusterhaltende Option entschieden haben, bei der nur ein Teil der Brust entfernt wird und nach der Operation eine Strahlenbehandlung durchgeführt wird. Es gibt jedoch seltene Umstände – wie etwa bei einer schweren DCIS-Erkrankung, dem Vorhandensein von BRCA-Genmutationen oder extrem großen Tumoren – bei denen eine Lumpektomie und eine Bestrahlung möglicherweise keine akzeptable Therapieoption darstellen.

MYTHOS: Übergewichtige Frauen haben das gleiche Brustkrebsrisiko wie andere Frauen

WIRKLICHKEIT: Übergewicht oder Fettleibigkeit können Ihr Brustkrebsrisiko erhöhen – insbesondere, wenn Sie die Wechseljahre bereits hinter sich haben und/oder das Gewicht erst später im Leben zugenommen haben.

MYTHOS: Fruchtbarkeitsbehandlungen erhöhen das Brustkrebsrisiko

WIRKLICHKEIT: Angesichts der Verbindung zwischen Östrogen und Brustkrebs werden Fruchtbarkeitstherapien derzeit untersucht. Andere Studien haben jedoch gezeigt, dass zukünftige Mütter wahrscheinlich kein erhöhtes Brustkrebsrisiko haben. Bisher konnten keine großen, langfristigen, randomisierten Studien dieses Problem vollständig beseitigen; es bedarf weiterer Untersuchungen, um eine solide Lösung zu finden.

MYTHOS: Das Leben in der Nähe von Stromleitungen kann Brustkrebs auslösen

WIRKLICHKEIT: Eine Studie aus dem Jahr 2003, die eine Erklärung für die scheinbar hohe Brustkrebsrate in bestimmten Gebieten auf Long Island, NY, finden sollte, konnte keinen Zusammenhang zwischen der Krankheit und elektromagnetischen Feldern von Stromleitungen feststellen. Frühere Studien in der Region Seattle kamen zu einem ähnlichen Ergebnis. Derzeit laufen Untersuchungen zu möglichen Umweltrisikofaktoren.

MYTHOS: Eine Abtreibung erhöht Ihr Risiko, an Brustkrebs zu erkranken

WIRKLICHKEIT: Da eine Abtreibung als Unterbrechung des Hormonzyklus während der Schwangerschaft gilt und Brustkrebs mit dem Hormonspiegel in Zusammenhang steht, wurde in mehreren Studien ein kausaler Zusammenhang untersucht, es konnten jedoch keine soliden Beweise dafür gefunden werden.

MYTHOS: Brustkrebs kann verhindert werden

WIRKLICHKEIT: Leider nein. Obwohl es möglich ist, Risikofaktoren (wie Familiengeschichte und vererbte Genmutationen) zu identifizieren und

Änderungen im Lebensstil vorzunehmen, die das Risiko senken können (Reduzierung oder Verzicht auf Alkoholkonsum, Gewichtsabnahme, regelmäßige Bewegung und Vorsorgeuntersuchungen sowie Raucherentwöhnung), haben etwa 70 Prozent der Frauen, bei denen Brustkrebs diagnostiziert wird, keine erkennbaren Risikofaktoren, was bedeutet, dass die Krankheit größtenteils zufällig und aufgrund bisher ungeklärter Faktoren auftritt.

MYTHOS: Brustkrebs betrifft nur ältere Frauen.

REALITÄT: Brustkrebs kann in jedem Alter auftreten, das Risiko steigt jedoch mit zunehmendem Alter.

MYTHOS: Brustkrebs manifestiert sich immer als Knoten in der Brust.

WIRKLICHKEIT: Brustkrebs kann sich als Knoten äußern, aber auch als Verdickung des Brustgewebes, als Veränderung der Größe oder Form der Brust oder sogar als Ausfluss aus der Brustwarze.

MYTHOS: Brustkrebs ist immer schmerzhaft.
REALITÄT: Brustkrebs kann Schmerzen verursachen, muss es aber nicht. Deshalb ist es wichtig, auf jegliche Veränderungen an Ihren Brüsten zu achten.

MYTHOS: Brustkrebs ist ansteckend.
REALITÄT: Brustkrebs ist nicht ansteckend und kann nicht von Mensch zu Mensch übertragen werden.

MYTHOS: Brustkrebs führt immer zu einer Mastektomie.
REALITÄT: In manchen Fällen kann eine Mastektomie empfohlen werden, sie ist jedoch nicht immer notwendig.

MYTHOS: Brustkrebs ist immer behandelbar.

REALITÄT: Eine frühzeitige Erkennung und Behandlung erhöhen zwar die Überlebenschancen, Brustkrebs kann jedoch tödlich sein.

MYTHOS: Eine Mammographie kann zur Ausbreitung von Brustkrebs führen.
REALITÄT: Bei einer Mammographie wird nur eine geringe Strahlung erzeugt und es kommt nicht zur Ausbreitung von Brustkrebs.

MYTHOS: Wenn Sie keine Symptome haben, müssen Sie sich keine Sorgen über Brustkrebs machen.
REALITÄT: Brustkrebs kann ohne Symptome auftreten, daher sind regelmäßige Vorsorgeuntersuchungen wichtig.

MYTHOS: Brustkrebs tritt immer familiär gehäuft auf.

WIRKLICHKEIT: Nur ein kleiner Prozentsatz der Brustkrebserkrankungen ist erblich bedingt.

MYTHOS: Eine Biopsie kann zur Ausbreitung von Krebszellen führen.
WIRKLICHKEIT: Bei einer Biopsie wird eine kleine Gewebeprobe zur Untersuchung entnommen und es kommt nicht zur Ausbreitung von Krebszellen.

MYTHOS: Stillen erhöht Ihr Brustkrebsrisiko.
REALITÄT: Stillen verringert tatsächlich Ihr Risiko, an Brustkrebs zu erkranken.

MYTHOS: Wenn Sie einen gutartigen Knoten in der Brust haben, müssen Sie sich keine Sorgen über Brustkrebs machen.
REALITÄT: Auch wenn die meisten gutartigen Knoten in der Brust nicht bösartig sind, ist es trotzdem wichtig, sie zu beobachten und sich regelmäßigen Untersuchungen zu unterziehen.

MYTHOS: Stress verursacht Brustkrebs.

WIRKLICHKEIT: Obwohl Stress negative Auswirkungen auf Ihre Gesundheit haben kann, gibt es keine Hinweise darauf, dass er Brustkrebs verursacht.

MYTHOS: Ein gesunder Lebensstil garantiert, dass Sie keinen Brustkrebs bekommen.

WIRKLICHKEIT: Auch wenn ein gesunder Lebensstil Ihr Brustkrebsrisiko senken kann, ist das keine Garantie dafür, dass Sie nicht daran erkranken.

MYTHOS: Alle Brustkrebsarten sind gleich.

REALITÄT: Es gibt verschiedene Arten von Brustkrebs, jede mit unterschiedlichen Merkmalen und Behandlungsmöglichkeiten.

MYTHOS: Eine Lumpektomie ist genauso effektiv wie eine Mastektomie.

REALITÄT: Die Wahl zwischen einer Lumpektomie und einer Mastektomie hängt vom Einzelfall ab, aber beide Optionen können wirksam sein.

KAPITEL 3

<u>Tipps zur Bewältigung von Brustkrebs</u>

Informieren Sie sich über Ihre Krebsdiagnose
Versuchen Sie, sich möglichst viel grundlegendes und hilfreiches Wissen anzueignen. Dies wird Ihnen dabei helfen, Entscheidungen bezüglich Ihrer Pflege zu treffen.

Schreiben Sie Ihre Fragen und Sorgen auf. Bringen Sie diese zum Arztbesuch mit.

Sie können fragen:
- Welche Art von Brustkrebs habe ich?
- In welchem Stadium ist mein Brustkrebs?
- Wie groß ist mein Tumor?
- Hat sich der Krebs auf meine Lymphknoten ausgebreitet?

- Welche Behandlung wird für meinen Brustkrebs empfohlen?
- Welche Nebenwirkungen kann meine Behandlung haben?
- Wie lange dauert meine Behandlung?
- Ist eine Operation erforderlich? Und wenn ja, welche Art von Operation?
- Was sind die Risiken und Vorteile einer Operation?
- Brauche ich eine Chemotherapie oder Strahlentherapie?
- Was sind die Risiken und Vorteile einer Chemotherapie oder Strahlentherapie?
- Welche anderen Behandlungsmöglichkeiten gibt es?
- Wie hoch ist die Wahrscheinlichkeit, dass der Krebs nach der Behandlung wiederkehrt?
- Was kann ich tun, um mein Rückfallrisiko zu verringern?
- Wie oft muss ich zu Nachuntersuchungen kommen?

- Sind bei der Nachuntersuchung irgendwelche Tests oder Scans erforderlich?
- Was sind die Anzeichen und Symptome eines Rückfalls?
- Was kann ich tun, um etwaige Nebenwirkungen der Behandlung zu bewältigen?
- Wird meine Behandlung meine Fruchtbarkeit beeinträchtigen?
- Brauche ich eine Hormontherapie?
- Wie lange muss ich die Hormontherapie machen?
- Was sind die Risiken und Vorteile einer Hormontherapie?
- Welche Änderungen meines Lebensstils kann ich vornehmen, um meine allgemeine Gesundheit zu verbessern?
- Muss ich meine Ernährung umstellen?
- Gibt es Nahrungsergänzungsmittel oder alternative Therapien, die hilfreich sein könnten?

- Wie kann ich mit Schmerzen oder Beschwerden im Zusammenhang mit meiner Behandlung umgehen?
- Gibt es klinische Studien oder experimentelle Behandlungen, die für mich geeignet sein könnten?
- Was soll ich tun, wenn ich Bedenken oder Fragen zu meiner Behandlung habe?
- Kann ich während der Behandlung weiter arbeiten?
- Welche Programme zur finanziellen Unterstützung bei den Behandlungskosten gibt es?
- Was kann ich tun, um Ängste und Stress im Zusammenhang mit meiner Diagnose und Behandlung zu bewältigen?
- Gibt es Selbsthilfegruppen oder Beratungsangebote, die mir zur Verfügung stehen?
- Wie kann ich meine Familie und Freunde in meine Behandlung und Genesung einbeziehen?

- Benötige ich nach der Behandlung eine Rehabilitation oder Physiotherapie?
- Wie lange dauert es, bis ich mich von der Behandlung erholt habe?
- Wird meine Behandlung meine Reisefähigkeit beeinträchtigen?
- Was kann ich tun, um mein Immunsystem während der Behandlung zu schützen?
- Was soll ich tun, wenn während der Behandlung Fieber oder andere Symptome auftreten?
- Gibt es Vorsichtsmaßnahmen, die ich treffen sollte, um mich vor einer Infektion zu schützen?
- Was kann ich tun, um meine allgemeine Gesundheit und mein Wohlbefinden während und nach der Behandlung zu unterstützen?

Überlegen Sie, bei Ihren ersten Besuchen ein Familienmitglied oder einen Freund mitzunehmen. Diese Personen können

Ihnen dabei helfen, sich an das Gehörte zu erinnern.

Überlegen Sie, wie viel Sie über Ihre Krebserkrankung wissen möchten. Manche Menschen möchten alle Daten und Einzelheiten kennen. So können sie am Entscheidungsprozess beteiligt werden. Andere möchten lieber nur das Wesentliche wissen und Einzelheiten und Entscheidungen ihren Ärzten überlassen. Überlegen Sie, was für Sie am besten ist. Teilen Sie Ihrem medizinischen Team mit, was Sie möchten.

HALTEN SIE DIE KOMMUNIKATIONSWEGE OFFEN

Führen Sie ehrliche, wechselseitige Gespräche mit Ihren Angehörigen, Angehörigen von Gesundheitsberufen und anderen. Sie fühlen sich möglicherweise allein, wenn andere versuchen, Sie vor schrecklichen Nachrichten zu schützen, indem sie nicht darüber sprechen. Oder Sie fühlen sich allein oder weniger unterstützt, wenn Sie versuchen, stark zu wirken und Ihre Gedanken nicht mitzuteilen. Wenn Sie und andere Ihre wahren Gefühle offenbaren, können Sie sich gegenseitig helfen und unterstützen.

MÖGLICHE KÖRPERLICHE VERÄNDERUNGEN VORAUSSICHTLICH MACHEN

Der ideale Zeitpunkt, sich auf die Veränderungen in Ihrem Körper vorzubereiten, ist kurz nach der Krebsdiagnose und vor Beginn der Behandlung. Bereiten Sie sich jetzt darauf vor, damit Sie danach alles bewältigen können.

Fragen Sie Ihren Arzt, was sich ändern könnte. Medikamente können zu Haarausfall führen. Ratschläge von Spezialisten zu Kleidung, Kosmetik, Perücken und Haarteilen können Ihnen helfen, sich wohler und attraktiver zu

fühlen. Die Versicherung übernimmt in der Regel die Kosten für Perücken und andere Hilfsmittel, die Ihnen die Umstellung erleichtern.
Erwägen Sie den Beitritt zu einer Krebs-Selbsthilfegruppe. Die Mitglieder können Vorschläge machen, von denen sie und andere profitiert haben.

Bedenken Sie auch, wie sich die Therapie auf Ihren Alltag auswirkt. Fragen Sie Ihren Arzt, ob Sie Ihren normalen Tagesablauf wieder aufnehmen können. Möglicherweise müssen Sie einige Zeit im Krankenhaus verbringen oder häufig zum Arzt gehen. Wenn Ihre Behandlung Ihre täglichen Aufgaben erschwert, treffen Sie entsprechende Vorkehrungen.

PLANEN SIE IHRE FINANZEN IM VORAUS

Finden Sie heraus, wer die grundlegenden Aufgaben im Haushalt übernimmt. Wenn

Sie Haustiere haben, bitten Sie jemanden, auf sie aufzupassen.

Pflegen Sie einen gesunden Lebensstil
Ein gesunder Lebensstil kann Ihr Energieniveau steigern. Wählen Sie eine nahrhafte Ernährung. Gönnen Sie sich ausreichend Ruhe. Diese Empfehlungen helfen Ihnen, mit dem Stress und der Erschöpfung durch die Krankheit und ihre Behandlung umzugehen.
Wenn möglich, erstellen Sie einen regelmäßigen Tagesablauf. Nehmen Sie sich jeden Tag Zeit für Bewegung, ausreichend Schlaf und Mahlzeiten.

Auch körperliche Betätigung und die Ausübung von Aktivitäten, die Ihnen Spaß machen, können hilfreich sein. Menschen, die während der Therapie körperliche Betätigung ausüben, kommen nicht nur besser mit den Nebenwirkungen zurecht, sondern können auch länger leben.

LASSEN SIE SICH VON FREUNDEN UND FAMILIE HELFEN

Ihre Freunde und Verwandten können Besorgungen erledigen, Sie zu Terminen fahren, Mahlzeiten zubereiten und Ihnen bei den Hausarbeiten helfen. So können Menschen, denen Sie am Herzen liegen, Ihnen in schwierigen Momenten beistehen.

Überzeugen Sie Ihre Familie außerdem, Hilfe anzunehmen, wenn sie benötigt wird. Eine Krebsdiagnose betrifft die ganze Familie. Sie verursacht auch Stress, insbesondere bei denen, die sich um Sie kümmern. Wenn Sie Hilfe bei Mahlzeiten oder der Hausarbeit von Nachbarn oder Freunden annehmen, kann dies dazu beitragen, dass Ihre Lieben nicht erschöpft werden.

Überprüfen Sie Ihre Ziele und Prioritäten

Finden Sie heraus, was in Ihrem Leben wirklich wichtig ist. Nehmen Sie sich Zeit für die Dinge, die Ihnen am wichtigsten sind und Ihnen den größten Sinn geben. Überprüfen Sie Ihren Terminplan und sagen Sie Termine ab, die Ihre Ziele nicht erfüllen.

Versuchen Sie, offen mit Ihren Lieben umzugehen

Teilen Sie Ihre Ansichten und Gefühle mit ihnen. Krebs beeinflusst alle Ihre Beziehungen. Kommunikation kann helfen, die Sorgen und Ängste zu verringern, die Krebs mit sich bringen kann.

Versuchen Sie, Ihren Lebensstil beizubehalten

Behalten Sie Ihren Lebensstil bei, aber seien Sie offen für Veränderungen. Nehmen Sie sich einen Tag nach dem anderen vor. In stressigen Situationen vergisst man das leicht. Wenn die Zukunft nicht bekannt ist, kann das Organisieren und Vorbereiten plötzlich zu viel Arbeit erscheinen.

BEDENKEN SIE, WELCHE AUSWIRKUNGEN IHRE DIAGNOSE AUF IHRE FINANZEN WIRD

Nach einer Krebsdiagnose können viele unerwartete finanzielle Sorgen auftauchen. Ihre Therapie kann bedeuten, dass Sie zeitweise nicht zu Hause oder bei der Arbeit sein müssen. Bedenken Sie die Kosten für Medikamente, medizinische Geräte, die Fahrtkosten zur Behandlung und die Parkgebühren im Krankenhaus.

Viele Kliniken und Krankenhäuser führen Listen mit Ressourcen, die Sie während und nach Ihrer Krebsbehandlung finanziell unterstützen. Sprechen Sie mit Ihrem Gesundheitsteam über Ihre Alternativen.

ZU STELLENDE FRAGEN SIND :
- Muss ich von der Arbeit fernbleiben? Was passiert in diesem Fall mit meinen Ansprüchen?

- Müssen meine Freunde und Verwandten von der Arbeit freinehmen, um bei mir zu sein?
- Übernimmt meine Krankenkasse die Kosten für diese Behandlungen?
- Übernimmt meine Krankenkasse die Kosten für Medikamente?
- Wie viel muss ich bezahlen?
- Wenn die Versicherung meine Therapie nicht bezahlt, gibt es Organisationen, die helfen können?
- Habe ich Anspruch auf Invaliditätsleistungen?
- Welche Auswirkungen hat meine Diagnose auf meine Lebensversicherung?
- An wen wende ich mich, um zu besprechen, was meine Versicherung abdeckt?

SPRECHEN SIE MIT ANDEREN KREBSPERSONEN

Für Menschen, die noch nie Krebs hatten, kann es schwierig sein, zu verstehen, wie Sie sich fühlen. Es kann hilfreich sein, mit Menschen zu sprechen, die in Ihrer Situation waren. Andere Krebsüberlebende können ihre Geschichten erzählen. Sie können Ihnen sagen, was Sie während der Behandlung erwartet.

Sprechen Sie mit einem Freund oder Familienmitglied, das Krebs hatte. Oder knüpfen Sie über Selbsthilfegruppen Kontakte zu anderen Krebsüberlebenden. Fragen Sie Ihren Arzt nach Selbsthilfegruppen in Ihrer Region. Sie können sich an Ihre örtliche Niederlassung der American Cancer Society wenden. Auch Online-Foren bringen Krebsüberlebende zusammen. Beginnen Sie mit dem Cancer Survivors Network der American Cancer Society.

Sprechen Sie mit Freunden oder Nachbarn, die unter einer schlimmen Krankheit gelitten haben. Fragen Sie sie, wie sie mit diesen schwierigen Situationen zurechtgekommen sind.

BEKÄMPFEN SIE STIGMEN
Einige alte Stigmata im Zusammenhang mit Krebs bestehen immer noch. Ihre Freunde fragen Sie vielleicht, ob Ihr Krebs ansteckend ist. Ihre Kollegen vermuten vielleicht, dass Sie gesund genug sind, um Ihre Arbeit auszuführen. Manche meiden Sie vielleicht, weil sie Angst haben, das Falsche zu sagen. Viele Menschen haben Fragen und Sorgen.

Legen Sie fest, wie Sie mit Menschen umgehen. Im Allgemeinen werden die Menschen das tun, was Sie tun. Erinnern Sie Ihre Freunde daran, dass sie trotz Krebs keine Angst davor haben sollten, in Ihrer Nähe zu sein.

ENTWICKELN SIE IHRE EIGENEN WEGE, MIT KREBS UMZUGEHEN
So wie die Krebsbehandlung bei jedem Menschen anders ist, so sind auch die

Methoden, mit dem Krebs umzugehen, unterschiedlich. Ideen zum Ausprobieren:

- Üben Sie Techniken zum Entspannen.
- Teilen Sie Ihre Gefühle ehrlich mit Ihrer Familie, Ihren Freunden, einem spirituellen Berater oder einem Therapeuten.
- Führen Sie ein Tagebuch, um Ihre Ideen zu ordnen.
- Wenn Sie vor einer schwierigen Entscheidung stehen, listen Sie die Vor- und Nachteile jeder Option auf.
- Finden Sie eine Quelle spiritueller Unterstützung.
- Nehmen Sie sich Zeit, um allein zu sein.
- Bleiben Sie so weit wie möglich mit der Arbeit und Ihren Freizeitaktivitäten verbunden.
- Seien Sie bereit, Nein zu sagen. Jetzt ist es an der Zeit, sich auf sich selbst zu konzentrieren.

Was Ihnen vor Ihrer Krebsdiagnose durch schwere Zeiten geholfen hat, wird Ihnen heute helfen, Ihre Ängste zu lindern. Dies kann ein enger Freund, ein religiöser Führer oder ein Lieblingshobby sein. Wenden Sie sich sofort diesen Freuden zu. Seien Sie auch offen für andere Ansätze, um mit Ihrem Krebs umzugehen.

UMGANG MIT KÖRPERLICHEN SYMPTOMEN WIE MÜDIGKEIT, SCHMERZEN UND ÜBELKEIT, DIE WÄHREND EINER BRUSTKREBSBEHANDLUNG AUFTRETEN KÖNNEN.

Die Therapie bei Brustkrebs kann körperliche Symptome hervorrufen, die schwer zu bewältigen sein können. Häufige Nebenwirkungen während der Therapie sind Erschöpfung, Unwohlsein und Übelkeit. Der Umgang mit diesen Symptomen kann die Lebensqualität während der Brustkrebsbehandlung verbessern.

In diesem Teil untersuchen wir Möglichkeiten zur Bewältigung von Erschöpfung, Unwohlsein und Übelkeit während der Brustkrebsbehandlung.
MIT MÜDIGKEIT UMGEHEN:
Müdigkeit ist ein häufiges Symptom nach einer Brustkrebstherapie. Die folgenden Maßnahmen können helfen, die Müdigkeit zu bewältigen:

Ruhe priorisieren: Müdigkeit ist normalerweise ein Anzeichen dafür, dass der Körper Ruhe braucht. Es ist wichtig, Ruhe zu priorisieren und sicherzustellen, dass Sie ausreichend Schlaf bekommen. Wenn Sie Schlafprobleme haben, sprechen Sie mit Ihrem Arzt oder einem Schlafexperten.

ÜBUNG: Bewegung kann helfen, das Energieniveau zu steigern und Müdigkeit zu minimieren. Sanfte Übungen wie Gehen, Yoga und Tai Chi können hilfreich sein. Es ist jedoch wichtig, vor Beginn eines Trainingsprogramms mit Ihrem Arzt zu sprechen.

ERNÄHREN SIE SICH GESUND: Eine gesunde Ernährung kann helfen, Ihr Energieniveau zu verbessern. Achten Sie auf eine Ernährung, die reich an Obst, Gemüse, Vollkornprodukten und magerem Eiweiß ist. Vermeiden Sie verarbeitete Lebensmittel, Kaffee und Alkohol, da diese die Müdigkeit verschlimmern können.

MIT SCHMERZEN UMGEHEN: Schmerzen können während der Behandlung von Brustkrebs schwer zu bewältigen sein. Hier sind einige Möglichkeiten, die helfen können:

Medikamente: Ihr Arzt kann Ihnen Medikamente zur Schmerzlinderung verschreiben. Achten Sie darauf, die Medikamente wie empfohlen einzunehmen, und informieren Sie Ihren Arzt, wenn sie

Ihnen nicht die nötige Linderung verschaffen.

ERGÄNZENDE BEHANDLUNGEN: Ergänzende Behandlungen wie Akupunktur, Massage und Meditation können bei der Schmerzbehandlung wirksam sein. Sprechen Sie mit Ihrem Arzt über die Einbeziehung dieser Behandlungen in Ihren Behandlungsplan.

WÄRME- UND KÄLTEBEHANDLUNG: Eine Wärme- oder Kältebehandlung der betroffenen Region kann Schmerzen lindern. Beispielsweise kann das Auflegen einer warmen Kompresse auf die verletzte Brust die Beschwerden lindern.

Mit Übelkeit fertig werden:
Übelkeit ist ein häufiges Symptom nach einer Brustkrebstherapie. Hier sind einige Möglichkeiten, die helfen können:

MEDIZIN: Ihr Arzt kann Ihnen Medikamente zur Bekämpfung der Übelkeit verschreiben. Achten Sie darauf, die Medikamente wie empfohlen einzunehmen, und informieren Sie Ihren Arzt, wenn sie Ihnen nicht die nötige Linderung verschaffen.

INGWER: Ingwer ist ein natürliches Heilmittel, das Übelkeit lindern kann. Ingwertee, Ingwerbonbons und Ingwertabletten helfen alle bei der Bekämpfung von Übelkeit.

HÄUFIGE KLEINE MAHLZEITEN ESSEN: Häufige kleine Mahlzeiten über den Tag verteilt können helfen, Übelkeit zu minimieren. Vermeiden Sie große Mahlzeiten, da diese die Symptome verschlimmern können.

Zusammenfassend lässt sich sagen, dass der Umgang mit körperlichen Symptomen wie Erschöpfung, Unwohlsein und Übelkeit während der Brustkrebsbehandlung schwierig sein kann. Es gibt jedoch Strategien, die helfen können, diese Symptome zu bewältigen und die Lebensqualität während der Behandlung zu verbessern. Sprechen Sie mit Ihrem Arzt darüber, wie Sie diese Taktiken in Ihren Behandlungsplan integrieren können.

SEXUELLE GESUNDHEIT BEWÄLTIGT: STRATEGIEN ZUM UMGANG MIT DEN SEXUELLEN FOLGEN VON BRUSTKREBS.

Brustkrebs ist eine Erkrankung, die viele Frauen auf der ganzen Welt betrifft und einen erheblichen Einfluss auf ihre sexuelle Gesundheit haben kann. Die körperliche und emotionale Belastung durch die Brustkrebstherapie kann zu Veränderungen des sexuellen Verlangens, der Erregung und der Funktionsfähigkeit sowie zu Problemen mit dem eigenen Körperbild und Bedenken hinsichtlich des Selbstwertgefühls führen. Es gibt jedoch Strategien, die Frauen helfen können, die sexuelle Belastung durch Brustkrebs zu bewältigen und ihre allgemeine sexuelle Gesundheit zu verbessern.

INFORMIEREN SIE SICH: Es ist wichtig, sich über die möglichen sexuellen Nebenwirkungen einer Brustkrebstherapie zu informieren. Sprechen Sie mit Ihrem Arzt oder einem Sexualtherapeuten über die verschiedenen Veränderungen, die bei Ihnen auftreten können, und bitten Sie um Hilfsmittel und Hilfe, wie Sie damit umgehen können.

KOMMUNIKATION: Eine effektive Kommunikation mit Ihrem Partner ist entscheidend für eine gesunde sexuelle Beziehung. Informieren Sie ihn über die Veränderungen, die Sie erleben, und wie er Ihnen helfen kann. Ermutigen Sie auch Kinder, ihre Gedanken und Sorgen mitzuteilen.

KÖRPERBILD: Veränderungen des Körperbildes sind für Menschen mit Brustkrebs ein erhebliches Problem. Nach einer Operation oder anderen Eingriffen kann es schwierig sein, sich schön oder selbstbewusst in seinem Körper zu fühlen. Es gibt jedoch Möglichkeiten, Ihr Körperbild zu verbessern, z. B. indem Sie sich von einem Berater unterstützen lassen oder an einer Selbsthilfegruppe teilnehmen.

ACHTEN SIE AUF IHRE SELBSTPFLEGE: Wenn Sie auf Ihr körperliches und geistiges Wohlbefinden achten, kann dies Ihre sexuelle Gesundheit verbessern. Ernähren Sie sich ausgewogen, treiben Sie regelmäßig Sport, ruhen Sie sich ausreichend aus und bewältigen Sie Stress mit Entspannungsmethoden wie Meditation oder Yoga.

BECKENBODENÜBUNGEN: Beckenbodenübungen können die sexuelle Funktion verbessern, indem sie die Muskeln stärken, die Blase, Gebärmutter und Dickdarm stützen. Diese Übungen können zu Hause oder mit Hilfe eines Physiotherapeuten durchgeführt werden.

GLEITMITTEL UND FEUCHTIGKEITSPFLEGE: Brustkrebstherapien können zu Scheidentrockenheit führen, was sexuelle Aktivitäten unangenehm oder schmerzhaft macht. Die Verwendung von Gleitmitteln und Feuchtigkeitscremes kann helfen, diesen Zustand zu lindern und Sex angenehmer zu machen.

HORMONBEHANDLUNG: Eine Hormonbehandlung kann zur Linderung von Wechseljahrsbeschwerden wie Hitzewallungen und Scheidentrockenheit eingesetzt werden, die die sexuelle Leistungsfähigkeit beeinträchtigen können. Diese Option sollte jedoch mit Ihrem Arzt besprochen werden, da sie möglicherweise nicht für alle Frauen geeignet ist.

EXPERIMENTIEREN SIE MIT VERSCHIEDENEN SEXSTELLUNGEN UND TECHNIKEN: Brustkrebsbehandlungen können körperliche Veränderungen hervorrufen, die manche Sexstellungen unangenehm oder schwierig machen können. Experimentieren Sie mit verschiedenen Stellungen und Strategien, um herauszufinden, was für Sie und Ihren Partner am besten funktioniert.

ALTERNATIVE SEXUELLE AKTIVITÄTEN: Es gibt zahlreiche Methoden, mit Ihrem Partner intim zu sein, die keine konventionellen sexuellen Aktivitäten beinhalten. Das Ausprobieren verschiedener Arten von Intimität, wie Kuscheln, Küssen und Massage, kann dazu beitragen, emotionale Nähe und körperliche Verbindung aufrechtzuerhalten.

Denken Sie darüber nach, einer Selbsthilfegruppe beizutreten: Der Beitritt zu einer Selbsthilfegruppe für Brustkrebsüberlebende kann Ihnen emotionale Unterstützung bieten und Ihnen dabei helfen, mit anderen in Kontakt zu kommen, die möglicherweise eine ähnliche Situation durchmachen.

Zusammenfassend lässt sich sagen, dass es schwierig sein kann, die sexuellen Folgen von Brustkrebs zu bewältigen, aber es gibt Maßnahmen, die Frauen helfen können, ihre sexuelle Gesundheit zu verbessern und die Nähe zu ihren Partnern aufrechtzuerhalten. Indem Sie sich informieren, richtig kommunizieren, auf Ihren Körper achten und Hilfe suchen, können Sie die Auswirkungen von Brustkrebs auf Ihr sexuelles Wohlbefinden minimieren.

PLANUNG FÜR DAS LEBEN NACH BRUSTKREBS: DIE ANGST VOR EINEM RÜCKFALL BEWÄLTIGT UND

SICH AN EINE „NEUE NORMALITÄT" ANGEPASST WERDEN. UND EINEN SINN IM LEBEN NACH BRUSTKREBS FINDEN.

Die Diagnose Brustkrebs kann ein lebensveränderndes Ereignis sein, das bei den Betroffenen zu Befürchtungen hinsichtlich ihrer Zukunft führen kann. Nach Abschluss der Behandlung ist es ganz natürlich, sich Gedanken darüber zu machen, was die Zukunft bringt und wie man mit der Angst vor einem Rückfall umgeht, während man sich an eine neue Normalität gewöhnt.

In dieser Situation ist es wichtig, sich auf das Leben nach dem Brustkrebs vorzubereiten. Hier erfahren Sie, wie Sie mit der Angst vor einem Rückfall umgehen, sich an eine „neue Normalität" anpassen und nach dem Brustkrebs einen Sinn im Leben finden.

Die Angst vor einem Rückfall bewältigen
Für viele Brustkrebsüberlebende ist die Angst vor einem Rückfall ein ständiger Begleiter. Es ist wichtig zu erkennen, dass diese Angst normal ist und eine vernünftige Reaktion auf ein belastendes Ereignis darstellt. Die Angst kann jedoch überwältigend werden und das tägliche Leben beeinträchtigen. Hier sind einige Empfehlungen, wie Sie mit der Angst vor einem Rückfall umgehen können:

ÜBERNEHMEN SIE DIE VERANTWORTUNG: Eine der effektivsten Methoden, um mit der Angst vor einem Rückfall umzugehen, besteht darin, die Verantwortung für Ihre Gesundheit zu übernehmen. Halten Sie Ihre medizinischen Kontrolluntersuchungen ein, befolgen Sie die Anweisungen Ihres Arztes und pflegen Sie einen gesunden Lebensstil.

ACHTSAMKEIT & MEDITATION: Achtsamkeitsmeditation kann helfen, Stress und Angst zu lindern, die mit der Angst vor einem Rückfall verbunden sind. Sie kann Ihnen auch helfen, ein stärkeres Gefühl der Kontrolle über Ihre Gedanken und Gefühle zu erlangen.

SELBSTHILFEGRUPPEN: Der Beitritt zu einer Selbsthilfegruppe kann hilfreich sein, da Sie so mit anderen Brustkrebsüberlebenden in Kontakt kommen, die verstehen, was Sie durchmachen. Dadurch fühlen Sie sich möglicherweise weniger allein und haben die Möglichkeit, Ihre Gedanken und Sorgen auszudrücken.

PROFESSIONELLE BEHANDLUNG: Wenn die Angst vor einem Rückfall Ihren Alltag beeinträchtigt, ist es möglicherweise an der Zeit, professionelle Behandlung in Anspruch zu nehmen. Ein Experte für psychische Gesundheit kann Ihnen helfen, Bewältigungstechniken zu entwickeln und Ihnen emotionale Unterstützung zu geben.

ANPASSUNG AN EINE „NEUE NORMALITÄT"

Die Therapie bei Brustkrebs kann bei Überlebenden körperliche, emotionale und psychische Probleme hinterlassen. Diese Veränderungen können sich darauf auswirken, wie Sie sich selbst und Ihre Beziehungen wahrnehmen. Hier sind einige Empfehlungen, wie Sie sich an eine „neue Normalität" anpassen können:

SELBSTPFLEGE: Die Selbstpflege zu priorisieren ist beim Übergang zu einer „neuen Normalität" von entscheidender Bedeutung. Dies kann eine nahrhafte Ernährung, ausreichend Ruhe und körperliche Betätigung beinhalten.

POSITIVES DENKEN: Wenn Sie sich auf positives Denken konzentrieren, kann Ihnen das dabei helfen, Ihre Perspektive anzupassen und nach der Brustkrebserkrankung einen Sinn in Ihrem Leben zu finden.

AKZEPTIEREN SIE VERÄNDERUNGEN:
Es ist wichtig, Veränderungen anzunehmen
und zu verstehen, dass sich Ihr Leben nach
einer Brustkrebserkrankung möglicherweise
ändert. Dies kann eine Änderung Ihrer
Arbeit, Ihrer Beziehung oder Ihres
Lebensstils mit sich bringen.

SUCHEN SIE UNTERSTÜTZUNG: Suchen
Sie Unterstützung bei Freunden, Familie
oder einer Selbsthilfegruppe. Es ist wichtig,
Menschen in Ihrem Leben zu haben, die
Ihnen emotionale Unterstützung und
Ermutigung geben können.

Einen Sinn im Leben finden nach
Brustkrebs
Nach einer Brustkrebserkrankung einen
Sinn im Leben zu finden, kann eine
transformierende Erfahrung sein.
Brustkrebsüberlebende können entdecken,
dass sie eine neue Perspektive auf das Leben
haben, einen tieferen Respekt für ihre

Beziehungen und den Wunsch, das Beste aus ihrer Zeit zu machen. Hier sind einige Empfehlungen, wie Sie nach einer Brustkrebserkrankung einen Sinn im Leben finden können:

NACHDENKEN: Nehmen Sie sich Zeit, um über Ihre Erfahrungen und deren Einfluss auf Ihr Leben nachzudenken. Dies kann Ihnen dabei helfen, herauszufinden, was für Sie wichtig ist und worauf Sie in Ihrem Leben Wert legen möchten.

VERFOLGEN SIE IHRE INTERESSEN: Wenn Sie Ihren Interessen nachgehen, finden Sie nach der Brustkrebserkrankung einen Sinn und Zweck in Ihrem Leben. Dies kann so einfach sein wie die Aufnahme eines neuen Hobbys oder so anspruchsvoll wie ein Berufswechsel.

FREIWILLIGENARBEIT: Freiwilligenarbeit kann eine sinnvolle Möglichkeit sein, Ihrer Gemeinde etwas zurückzugeben und mit

Menschen in Kontakt zu kommen, die Ihre Überzeugungen teilen.

FINDEN SIE EINE SELBSTHILFENSGRUPPE: Um nach einer Brustkrebserkrankung wieder einen Sinn im Leben zu finden, kann es wichtig sein, eine unterstützende Gruppe von Personen zu finden, die Ihre Erfahrungen teilen. Dies kann eine Selbsthilfegruppe, eine Internet-Community oder eine Interessenvertretung sein.

Zusammenfassend lässt sich sagen, dass die Vorbereitung auf das Leben nach Brustkrebs schwierig sein kann, aber es ist möglich, die Angst vor einem Rückfall zu bewältigen, sich an eine „neue Normalität" anzupassen und nach dem Brustkrebs einen Sinn im Leben zu finden. Denken Sie daran, dass Sie nicht allein sind und dass Ihnen zahlreiche Ressourcen zur Verfügung stehen, die Sie auf Ihrem Weg unterstützen.

KAPITEL 4

Komplementäre und alternative Behandlungen für Brustkrebs

EINFÜHRUNG IN ERGÄNZENDE UND ALTERNATIVE BEHANDLUNGEN FÜR BRUSTKREBS

Brustkrebs ist eine Krebsart, die in den Brustzellen entsteht. Es ist eine der weltweit häufigsten Krebserkrankungen bei Frauen und kann lebensbedrohlich sein, wenn es nicht frühzeitig erkannt und behandelt wird.

Während konventionelle medizinische Behandlungen wie Operationen, Chemotherapie und Strahlentherapie oft die primären Ansätze zur Behandlung von Brustkrebs darstellen, suchen manche Personen nach ergänzenden und alternativen Behandlungen (CAM), um die Symptome zu lindern und die

Nebenwirkungen konventioneller Behandlungen zu bewältigen.

Komplementäre und alternative Medizin (CAM) ist eine Reihe von Gesundheitsmethoden, Behandlungen und Therapien, die in der Schulmedizin normalerweise nicht eingesetzt werden. Diese Techniken können zusammen mit traditionellen Therapien verwendet werden oder als Hauptstrategie zur Behandlung von Brustkrebs eingesetzt werden. CAM-Behandlungen können in verschiedene Gruppen eingeteilt werden, darunter:

GEIST-KÖRPER-ANSÄTZE: Zu diesen Techniken gehören Meditation, geführte Imagination, Entspannungstechniken und Biofeedback. Sie sollen Patienten dabei helfen, mit Stress und Angst im Zusammenhang mit der Krebsdiagnose und -behandlung umzugehen.

KRÄUTER- UND NAHRUNGSERGÄNZUNGSMITTEL: Dies sind natürliche Therapien und Nahrungsergänzungsmittel, die eingesetzt werden können, um die negativen Auswirkungen herkömmlicher Behandlungen zu verringern. Beispiele für diese Nahrungsergänzungsmittel sind Kurkuma, Ingwer und Omega-3-Fettsäuren. TRADITIONELLE CHINESISCHE MEDIZIN: Hierzu gehören Akupunktur, Kräutermedizin und Schröpfbehandlung. Diese Behandlungen zielen darauf ab, das Energiegleichgewicht im Körper wiederherzustellen und die Heilung zu fördern.

HOMÖOPATHIE: Dies ist eine Art alternative Medizin, bei der stark verdünnte Arzneimittel verwendet werden, um die natürlichen Heilungsmechanismen des Körpers zu stärken.

Während viele Menschen CAM-Therapien verwenden, um die Nebenwirkungen konventioneller Behandlungen zu lindern, entscheiden sich manche Personen für CAM-Therapien als primäre Methode zur Behandlung von Brustkrebs. Es ist jedoch wichtig zu bedenken, dass viele CAM-Therapien nicht streng auf Sicherheit und Wirksamkeit getestet wurden und einige mit konventionellen Behandlungen interagieren können.

Bevor Patientinnen eine CAM-Therapie in ihren Brustkrebs-Behandlungsplan aufnehmen, sollten sie ihren Arzt konsultieren. Es ist wichtig, alle möglichen Gefahren und Vorteile von CAM-Therapien sowie mögliche Wechselwirkungen mit konventionellen Behandlungen zu untersuchen.

Zusammenfassend lässt sich sagen, dass ergänzende und alternative Therapien eine wertvolle Ergänzung zu den

Standardbehandlungen bei Brustkrebs sein können. Es ist jedoch wichtig, vor ihrer Anwendung die Beratung eines medizinischen Experten einzuholen. Dies kann dazu beitragen, sicherzustellen, dass sie sicher sind und nicht mit traditionellen Therapien in Konflikt geraten.

Fragen, die Menschen mit Brustkrebs ihrem Arzt zu ergänzenden und alternativen Behandlungen bei Brustkrebs stellen können

- Was sind ergänzende und alternative Therapien für Brustkrebs?
- Wie unterscheiden sich diese Therapien von herkömmlichen Behandlungen?
- Sind mit Komplementär- und Alternativbehandlungen irgendwelche Gefahren verbunden?
- Sind mit Komplementär- und Alternativbehandlungen irgendwelche Vorteile verbunden?

- Können komplementäre und alternative Behandlungen in Kombination mit herkömmlichen Behandlungsmethoden eingesetzt werden?
- Welche ergänzenden und alternativen Therapien gibt es für Brustkrebs?
- Wie erfolgreich sind diese Behandlungen?
- Gibt es klinische Studien zu komplementären und alternativen Therapien bei Brustkrebs?
- Wie finde ich einen zuverlässigen Anbieter für Komplementär- und Alternativbehandlungen?
- Gibt es Ernährungsumstellungen, die meinen Zustand verbessern könnten?
- Welche Vorteile bietet Sport für Brustkrebspatientinnen?
- Wie können Stressbewältigungspraktiken dazu beitragen, meinen Zustand zu verbessern?

- Kann Akupunktur meine Symptome lindern?
- Gibt es natürliche Therapien, die meinen Zustand verbessern könnten?
- Wie kann eine Massagebehandlung dazu beitragen, meinen Zustand zu verbessern?
- Kann Meditation helfen, mein Angst- und Stressniveau zu reduzieren?
- Gibt es Vitamin- oder Mineralstoffpräparate, die meinen Zustand verbessern könnten?
- Kann Aromatherapie meine Symptome lindern?
- Gibt es homöopathische Behandlungen, die meinen Zustand verbessern könnten?
- Wie kann Hypnotherapie dazu beitragen, meinen Zustand zu verbessern?
- Kann die Traditionelle Chinesische Medizin helfen, meinen Zustand zu verbessern?

- Gibt es Energieheiltechniken, die meinen Zustand verbessern könnten?
- Wie kann die Reflexzonenmassage dazu beitragen, meinen Zustand zu verbessern?
- Gibt es andere alternative Therapien, die meinen Zustand verbessern könnten?
- Kann Naturheilkunde zu einer Besserung meines Zustandes beitragen?
- Gibt es Gefahren bei der Naturheilkunde?
- Sind mit der Naturheilkunde irgendwelche Vorteile verbunden?
- Worin unterscheiden sich Naturheilverfahren und Schulmedizin?
- Können Schulmedizin und Naturheilverfahren kombiniert werden?
- Kann ich Standardmedikamente und alternative Therapien gleichzeitig anwenden?

- Sind mit Komplementär- und Alternativbehandlungen Nebenwirkungen verbunden?
- Können ergänzende und alternative Behandlungen helfen, Brustkrebs vorzubeugen?
- Kann ich meinen Lebensstil ändern, um mein Brustkrebsrisiko zu minimieren?
- Gibt es alternative Therapien, die meine Schmerzen lindern könnten?
- Können Ernährungsumstellungen dazu beitragen, meinen allgemeinen Gesundheitszustand zu verbessern?
- Können ergänzende und alternative Behandlungen dazu beitragen, meine Lebensqualität zu verbessern?
- Wie kann ich meine Symptome wirksam behandeln?
- Können ergänzende und alternative Behandlungen helfen, mein Immunsystem zu verbessern?

- Gibt es alternative Therapien, die meine geistige Gesundheit verbessern könnten?
- Wie kann eine chiropraktische Behandlung zur Verbesserung meines Zustands beitragen?
- Kann Biofeedback helfen, meinen Stresspegel zu senken?
- Wie finde ich eine Selbsthilfegruppe, die mich während meiner Behandlung unterstützt?
- Können Nahrungsergänzungsmittel dazu beitragen, meine allgemeine Gesundheit zu verbessern?
- Kann ich nach Abschluss meiner Behandlung weiterhin komplementäre und alternative Behandlungen anwenden?
- Sind mit der weiteren Anwendung von Komplementär- und Alternativtherapien nach Abschluss meiner Behandlung Risiken verbunden?

- Können ergänzende und alternative Behandlungen dazu beitragen, das Wiederauftreten von Brustkrebs zu verhindern?
- Wie erkenne ich, ob eine ergänzende oder alternative Therapie sicher ist?
- Gibt es Warnzeichen, auf die ich bei der Anwendung von Komplementär- und Alternativbehandlungen achten sollte?
- Mit welchen Kosten muss ich für Komplementär- und Alternativbehandlungen rechnen?
- Übernimmt meine Versicherung die Kosten für Komplementär- und Alternativbehandlungen?

DIE GRENZEN DER HERKÖMMLICHEN BRUSTKREBSBEHANDLUNG VERSTEHEN

Brustkrebs ist weltweit eine der häufigsten Krebsarten bei Frauen. Die

Standardtherapien für Brustkrebs umfassen Operation, Chemotherapie und Strahlentherapie. Diese Behandlungen sind zwar in vielen Fällen wirksam, haben jedoch auch Einschränkungen, die die Wirksamkeit der Behandlung und die Lebensqualität der Patienten beeinträchtigen können.

Hier sind einige der Einschränkungen herkömmlicher Brustkrebsbehandlungen:

CHIRURGIE: Eine häufige Behandlungsmethode bei Brustkrebs ist die Operation, bei der der Tumor und das umliegende Gewebe entfernt werden. Allerdings gibt es Einschränkungen bei der Operation, darunter die Möglichkeit einer unvollständigen Entfernung des Tumors, das Risiko von Komplikationen während oder nach der Operation und die Möglichkeit, dass bei einem erneuten Auftreten des Krebses mehrere Operationen erforderlich sind.

CHEMOTHERAPIE: Chemotherapie ist eine systemische Behandlung, bei der Medikamente eingesetzt werden, um Krebszellen im gesamten Körper zu zerstören. Sie kann bei der Beseitigung von Krebszellen wirksam sein, hat aber auch Grenzen.

Einer der Hauptnachteile der Chemotherapie besteht darin, dass sie auch gesunde Zellen im Körper abtöten kann, was zu Nebenwirkungen wie Übelkeit, Haarausfall und Erschöpfung führen kann. Darüber hinaus können einige Krebsarten gegen die Chemotherapie resistent sein, was sie weniger wirksam macht.

STRAHLENTHERAPIE: Die Strahlentherapie ist eine weitere häufige Behandlungsmethode für Brustkrebs, bei der hochenergetische Strahlung zur Abtötung der Krebszellen eingesetzt wird. Allerdings hat sie auch ihre Grenzen, darunter die Möglichkeit, gesundes Gewebe in der Nähe des Tumors zu schädigen, was zu Nebenwirkungen wie Hautreizungen, Müdigkeit und Herz- und Lungenschäden führen kann.

HORMONTHERAPIE: Bei der Hormontherapie werden Medikamente eingesetzt, um die Hormone zu blockieren oder zu reduzieren, die die Entwicklung einiger Formen von Brustkrebs fördern. Obwohl sie bei der Behandlung von hormonrezeptorpositivem Brustkrebs wirksam sein kann, hat sie auch Einschränkungen, darunter das Potenzial für Nebenwirkungen wie Hitzewallungen, Stimmungsschwankungen und verringerte Knochendichte.

IMMUNTHERAPIE: Immuntherapie ist eine moderne Form der Medizin, die das Immunsystem bei der Krebsbekämpfung unterstützt. Sie funktioniert, indem sie das Immunsystem des Körpers aktiviert, um Krebszellen zu erkennen und zu bekämpfen. Sie ist jedoch nicht bei allen Arten von

Brustkrebs wirksam und kann auch Nebenwirkungen wie Müdigkeit, Übelkeit und Durchfall haben.

Zusätzlich zu diesen Einschränkungen können Standardtherapien gegen Brustkrebs die Lebensqualität einer Patientin erheblich beeinträchtigen. Die negativen Auswirkungen dieser Therapien können schwerwiegend und langanhaltend sein und die Fähigkeit der Patientin beeinträchtigen, zu arbeiten, für sich selbst und ihre Familie zu sorgen und ihren normalen Aktivitäten nachzugehen.

Zusammenfassend lässt sich sagen, dass traditionelle Brustkrebstherapien zwar in vielen Fällen hilfreich waren, aber auch Grenzen haben, die ihre Wirksamkeit und die Lebensqualität der Patientin beeinträchtigen können. Mit fortschreitender Forschung könnten neue Medikamente und Therapien verfügbar werden, die diese Grenzen überwinden und bessere Ergebnisse für die Patientin erzielen.

MIND-BODY-ANSÄTZE ZUR BRUSTKREBSBEHANDLUNG, EINSCHLIESSLICH MEDITATION UND YOGA

Brustkrebs ist eine Krankheit, die nicht nur den physischen Körper, sondern auch das geistige und emotionale Wohlbefinden einer Person beeinträchtigt. Geist-Körper-Ansätze zur Behandlung von Brustkrebs konzentrieren sich auf die Behandlung sowohl der physischen als auch der emotionalen Elemente der Krankheit. Diese Verfahren können als ergänzende Therapien neben Standard-Krebsbehandlungen wie Operation, Strahlentherapie, Chemotherapie und Hormontherapie eingesetzt werden.

Meditation ist eine Art Geist-Körper-Technik, bei der der Geist trainiert wird, sich auf den gegenwärtigen

Moment zu konzentrieren. Dieser Ansatz lindert nachweislich Stress, Sorgen und Traurigkeit, die häufige emotionale Reaktionen auf eine Brustkrebsdiagnose sind. Meditation kann bei Brustkrebspatientinnen während der Behandlung die Schlafqualität verbessern und Müdigkeit verringern. Eine im Journal of Clinical Oncology veröffentlichte Studie ergab, dass Frauen mit Brustkrebs, die Achtsamkeitsmeditation praktizierten, eine höhere Lebensqualität und weniger emotionale Beschwerden hatten als Frauen, die nicht meditierten.

Yoga ist eine weitere Methode für Körper und Geist, die als ergänzende Behandlung für Brustkrebspatientinnen eingesetzt werden kann. Yoga umfasst Körperhaltungen, Atemtechniken und Meditation. Es wurde festgestellt, dass es die körperliche Leistungsfähigkeit steigert, Müdigkeit verringert und die Lebensqualität von Brustkrebspatientinnen verbessert.

Yoga kann auch Angst und Traurigkeit verringern und die immunologische Funktion stärken, was dem Körper helfen kann, Krebs zu bekämpfen.

Eine im Journal of Clinical Oncology veröffentlichte Studie ergab, dass Brustkrebspatientinnen, die an einem Yoga-Programm teilnahmen, deutlich weniger Müdigkeit und Verzweiflung zeigten als Patientinnen, die nicht an dem Programm teilnahmen. Eine weitere im Journal of Clinical Oncology veröffentlichte Studie ergab, dass Brustkrebspatientinnen, die Yoga praktizierten, eine verbesserte Immunfunktion hatten, was dazu beitragen kann, einem Wiederauftreten des Krebses vorzubeugen.

Andere Geist-Körper-Therapien, die bei der Behandlung von Brustkrebs eingesetzt werden können, sind Akupunktur, Massagetherapie und Hypnose. Bei der Akupunktur werden kleine Nadeln an bestimmten Stellen des Körpers platziert, um den Energiefluss zu verbessern und Schmerzen und andere Symptome zu lindern. Massagebehandlungen können Schmerzen, Angstzustände und Depressionen lindern und die Schlafqualität verbessern. Bei der Hypnotherapie werden geführte Entspannungsmethoden eingesetzt, um Patienten dabei zu helfen, Anspannung, Angst und Unbehagen abzubauen.

Zusammenfassend lässt sich sagen, dass Geist-Körper-Methoden wie Meditation und Yoga wichtige Hilfsmittel bei der Brustkrebstherapie sein können. Diese Strategien können helfen, psychische Belastungen zu minimieren, die körperliche Leistungsfähigkeit zu verbessern und die Lebensqualität von Brustkrebspatientinnen zu steigern. Sie können neben herkömmlichen Krebsbehandlungen eingesetzt werden, um das allgemeine

Wohlbefinden und die Heilung zu unterstützen.

VORTEILE UND RISIKEN DER VERWENDUNG KRÄUTERERGÄNZUNGSMITTEL ZUR BEHANDLUNG VON BRUSTKREBS

Brustkrebs ist eine der häufigsten Krebsarten, die Frauen weltweit betrifft. Während konventionelle Behandlungen wie Chemotherapie, Strahlentherapie und Operation die Standardmethode zur Behandlung von Brustkrebs sind, greifen manche Menschen auf pflanzliche Nahrungsergänzungsmittel als alternative oder ergänzende Therapie zurück. Während einige pflanzliche Nahrungsergänzungsmittel für Brustkrebspatientinnen potenziell von Nutzen sein können, gibt es auch potenzielle Risiken und Nebenwirkungen, die berücksichtigt werden sollten.

Vorteile von pflanzlichen Nahrungsergänzungsmitteln zur Behandlung von Brustkrebs:

ENTZÜNDUNGSHEMMENDE UND ANTIOXIDANTISCHE EIGENSCHAFTEN: Einige pflanzliche Nahrungsergänzungsmittel wie Kurkuma, Ingwer, grüner Tee und Traubenkernextrakt sind für ihre entzündungshemmenden und antioxidativen Eigenschaften bekannt. Diese Eigenschaften können dazu beitragen, Entzündungen und oxidativen Stress im Körper zu verringern, die bei der Entstehung und dem Fortschreiten von Brustkrebs eine Rolle spielen können.

UNTERSTÜTZUNG DES IMMUNSYSTEMS: Bestimmte pflanzliche Nahrungsergänzungsmittel wie Sonnenhut, Knoblauch und Ginseng sollen das Immunsystem stärken. Ein gesundes Immunsystem kann dem Körper helfen,

Krebszellen zu bekämpfen und die allgemeine Gesundheit zu verbessern.

REDUZIERTE NEBENWIRKUNGEN HERKÖMMLICHER THERAPIEN: Einige pflanzliche Nahrungsergänzungsmittel wie Ingwer und Kamille können dazu beitragen, die negativen Auswirkungen herkömmlicher Brustkrebsbehandlungen wie Chemotherapie und Strahlentherapie zu minimieren. Diese Nährstoffe können dazu beitragen, Symptome wie Übelkeit, Erbrechen und Erschöpfung zu lindern.

VERBESSERTE LEBENSQUALITÄT: Einige pflanzliche Nahrungsergänzungsmittel wie Ashwagandha und Ginseng können die allgemeine Lebensqualität von Brustkrebspatientinnen verbessern, indem sie Stress und Angst reduzieren und die Schlafqualität verbessern.

Risiken der Verwendung pflanzlicher Nahrungsergänzungsmittel zur Behandlung von Brustkrebs:

MANGEL AN REGULIERUNG UND QUALITÄTSKONTROLLE: Anders als herkömmliche Medikamente werden pflanzliche Nahrungsergänzungsmittel nicht von der FDA auf Sicherheit und Wirksamkeit überwacht. Dieser Mangel an Kontrolle bedeutet, dass die Qualität und Reinheit pflanzlicher Nahrungsergänzungsmittel stark schwanken kann und die Gefahr einer Verunreinigung mit Giften oder anderen gefährlichen Verbindungen besteht.

MÖGLICHE WECHSELWIRKUNGEN MIT HERKÖMMLICHEN THERAPIEN: Einige pflanzliche Nahrungsergänzungsmittel können die Wirkung herkömmlicher Brustkrebsbehandlungen wie Chemotherapie und Strahlentherapie beeinträchtigen. Diese Wechselwirkungen können die Wirksamkeit herkömmlicher Therapien verringern oder das Risiko von Nebenwirkungen erhöhen.

HORMONELLE WIRKUNGEN: Einige pflanzliche Nahrungsergänzungsmittel wie Traubensilberkerze und Dong Quai haben östrogenähnliche Wirkungen auf den Körper. Bei Brustkrebspatientinnen können diese Nahrungsergänzungsmittel mit der Hormontherapie interagieren oder das Risiko eines erneuten Auftretens des Brustkrebses erhöhen.

ALLERGISCHE REAKTIONEN UND NEGATIVE WIRKUNGEN: Einige pflanzliche Nahrungsergänzungsmittel können allergische Reaktionen oder Nebenwirkungen wie Magenbeschwerden, Kopfschmerzen und Schwindel hervorrufen.

Abschluss:

Obwohl einige pflanzliche Nahrungsergänzungsmittel für Brustkrebspatientinnen potenziell von Nutzen sein können, ist bei der Einnahme dieser Mittel Vorsicht geboten. Brustkrebspatientinnen sollten vor der Einnahme pflanzlicher Nahrungsergänzungsmittel mit ihrem Arzt sprechen, um sicherzustellen, dass diese sicher und für ihre individuellen Bedürfnisse geeignet sind.

Darüber hinaus sollten Patienten pflanzliche Nahrungsergänzungsmittel aus seriösen Quellen beziehen und die Etiketten sorgfältig lesen, um sicherzustellen, dass sie ein qualitativ hochwertiges Produkt erhalten.

TRADITIONELLE CHINESISCHE MEDIZIN UND AKUPUNKTUR ZUR BEHANDLUNG VON BRUSTKREBS

Die Traditionelle Chinesische Medizin (TCM) wird seit Jahrtausenden zur Behandlung zahlreicher Krankheiten eingesetzt, darunter auch Brustkrebs. TCM ist eine umfassende Methode, die darauf abzielt, die körpereigenen Energien auszugleichen, den Qi-Fluss (ausgesprochen „Tschi") zu verbessern und die Gesundheit des Körpers wiederherzustellen.

Akupunktur ist eine der bekanntesten TCM-Therapien zur Behandlung von Brustkrebssymptomen und den Nebenwirkungen von Krebsbehandlungen wie Chemotherapie und Bestrahlung. Bei der Akupunktur werden kleine, sterile Nadeln an bestimmten Stellen des Körpers eingeführt, die mit Meridianen in Verbindung stehen, die Qi übertragen. Dies kann dazu beitragen, den Qi-Fluss auszugleichen und die Heilung zu fördern.

AKUPUNKTUR ZUR BEHANDLUNG VON BRUSTKREBS

Akupunktur kann Schmerzen, Übelkeit, Erbrechen und Erschöpfung lindern, die häufige Nebenwirkungen der Brustkrebstherapie sind. Studien haben gezeigt, dass Akupunktur dazu beitragen kann, die Lebensqualität von Brustkrebspatientinnen zu verbessern, indem diese Nebenwirkungen minimiert und das allgemeine Wohlbefinden gesteigert werden.

Untersuchungen zeigen, dass Akupunktur auch dazu beitragen kann, das Immunsystem zu stärken, die Durchblutung zu verbessern und Entzündungen zu lindern. Darüber hinaus kann Akupunktur helfen, Symptome von Angst und Depression zu lindern, die bei Brustkrebspatientinnen häufig auftreten können.

Akupunktur ist in der Regel sicher, wenn sie von einem professionellen Akupunkteur durchgeführt wird. Es ist jedoch wichtig, die

Anwendung von Akupunktur vor Beginn der Behandlung mit Ihrem Arzt zu besprechen. Akupunktur sollte nicht als Ersatz für traditionelle Brustkrebstherapien eingesetzt werden, sondern als ergänzende Therapie zur Verbesserung der allgemeinen Gesundheit und des Wohlbefindens.

KRÄUTERMEDIZIN ZUR BEHANDLUNG VON BRUSTKREBS

Neben Akupunktur setzt die TCM auch Kräutertherapie ein, um die Symptome von Brustkrebs und die Nebenwirkungen von Krebstherapien zu behandeln. Die Kräutermedizin umfasst die Verwendung natürlicher pflanzlicher Behandlungen wie Wurzeln, Blätter, Blüten und Samen, um Heilung und Gleichgewicht zu fördern.

Pflanzliche Medikamente können zur Behandlung von Symptomen wie Hitzewallungen, nächtlichen Schweißausbrüchen und Schlaflosigkeit eingesetzt werden, die häufige

Nebenwirkungen von Brustkrebstherapien sind. Darüber hinaus haben bestimmte Kräuter entzündungshemmende und krebshemmende Eigenschaften, die dazu beitragen können, das Wachstum und die Ausbreitung von Krebszellen zu verlangsamen.

Es muss unbedingt betont werden, dass die Einnahme von Kräutermedizin unter der Beratung eines professionellen TCM-Arztes erfolgen sollte, da bestimmte Kräuter die Wirkung herkömmlicher Brustkrebstherapien oder anderer Arzneimittel beeinträchtigen können.

Insgesamt können TCM und Akupunktur bei der Bekämpfung der Symptome von Brustkrebs und der negativen Auswirkungen der Krebstherapie wirksam sein. Es ist jedoch wichtig, die Anwendung von TCM-Therapien vor Beginn der Behandlung mit Ihrem Arzt zu besprechen, um sicherzustellen, dass sie sicher und für

Ihre individuellen Bedürfnisse geeignet sind.

MASSAGETHERAPIE UND ANDERE KÖRPERARBEIT FÜR BRUSTKREBSPATIENTEN

Brustkrebs ist eine schwere Krankheit, die viele Bereiche des Lebens einer Person beeinträchtigen kann, darunter das körperliche, emotionale und psychische Wohlbefinden. Die Therapien gegen Brustkrebs, wie Chemotherapie, Strahlentherapie und Operation, können Nebenwirkungen hervorrufen, die schwer zu bewältigen sein können. Massagetherapie und andere Körperarbeit können Brustkrebspatientinnen helfen, diese Nebenwirkungen zu bewältigen und ihre allgemeine Lebensqualität zu verbessern.

Massagetherapie ist eine Form der Körperarbeit, bei der weiche Gewebe im Körper, darunter Muskeln, Sehnen, Bänder und Faszien, bearbeitet werden. Es gibt zahlreiche verschiedene Formen der Massagebehandlung, darunter schwedische Massage, Tiefengewebsmassage, Sportmassage und myofasziale Entspannung. Massagebehandlungen können Brustkrebspatientinnen dabei helfen, eine Reihe von Symptomen zu bewältigen, darunter Schmerzen, Angst, Verzweiflung, Erschöpfung und Schlaflosigkeit.

Eine der häufigsten Nebenwirkungen der Brustkrebstherapie sind Schmerzen. Massagebehandlungen können Schmerzen lindern, indem sie die Durchblutung der betroffenen Region anregen, die Entspannung fördern und Muskelverspannungen lösen. Eine im Journal of Pain and Symptom Management veröffentlichte Studie ergab, dass Massagebehandlungen die Schmerzen bei Brustkrebspatientinnen erheblich lindern können.

Eine weitere typische Nebenwirkung der Brustkrebstherapie sind Angst und Traurigkeit. Massagebehandlungen können Angst und Traurigkeit lindern, indem sie Entspannung fördern und Stresshormone im Körper senken. Eine im Journal of Clinical Oncology veröffentlichte Studie zeigte, dass Massagebehandlungen Angst und Verzweiflung bei Brustkrebspatientinnen drastisch reduzieren können.

Müdigkeit ist eine weitere typische Nebenwirkung der Brustkrebstherapie. Massagebehandlungen können Müdigkeit lindern, indem sie Entspannung fördern und das Energieniveau erhöhen. Eine im Journal of the Society for Integrative Oncology veröffentlichte Studie zeigte, dass Massagebehandlungen die Müdigkeit bei Brustkrebspatientinnen drastisch verringern können.

Neben Massagebehandlungen gibt es zahlreiche andere Formen der Körperarbeit, die Brustkrebspatientinnen helfen können. Akupunktur kann beispielsweise Schmerzen lindern, Ängste und Depressionen reduzieren und die Schlafqualität verbessern. Yoga und Meditation können Stress und Ängste abbauen, die Schlafqualität verbessern und das allgemeine Wohlbefinden fördern.

Es ist wichtig hervorzuheben, dass Massagetherapie und andere Körperarbeit als ergänzende Therapie zu etablierten Brustkrebstherapien und nicht als Ersatz dafür eingesetzt werden sollten. Es ist auch wichtig, vor Beginn einer neuen Behandlung, einschließlich Massagetherapie und anderer Körperarbeit, einen Arzt zu konsultieren.

Zusammenfassend lässt sich sagen, dass Massagetherapie und andere Körperbehandlungen wichtige Hilfsmittel für Brustkrebspatientinnen sein können, um die Nebenwirkungen der Behandlung zu kontrollieren und ihre allgemeine Lebensqualität zu steigern. Indem sie Entspannung fördern, Schmerzen und Ängste lindern und das Energieniveau steigern, können Massagetherapie und andere Körperbehandlungen Brustkrebspatientinnen helfen, sich sowohl körperlich als auch emotional besser zu fühlen.

INTEGRATIVE ONKOLOGIE UND KOMBINATION KONVENTIONELLE UND ALTERNATIVE BEHANDLUNGEN

Integrative Onkologie ist eine patientenzentrierte Strategie, die traditionelle Krebsbehandlungen mit komplementären und alternativen Therapien kombiniert, um einen umfassenderen und ganzheitlicheren Ansatz für die Krebsbehandlung zu schaffen.

Diese Methode zielt darauf ab, das körperliche, emotionale und spirituelle Wohlbefinden der Patienten während ihrer Krebserkrankung zu verbessern. Die integrative Onkologie geht davon aus, dass die Krebstherapie schwere körperliche und psychische Nebenwirkungen haben kann und dass ergänzende und alternative Behandlungen dazu beitragen können, einige dieser Nebenwirkungen zu verringern und das allgemeine Wohlbefinden der Patienten zu verbessern.

Konventionelle Krebstherapien wie Chemotherapie, Strahlentherapie und Operation sind häufig die erste Wahl im Kampf gegen den Krebs. Diese Therapien wurden sorgfältig geprüft und gelten als Goldstandard der Krebstherapie. Sie können jedoch erhebliche Nebenwirkungen haben, darunter Müdigkeit, Übelkeit, Schmerzen und Depressionen. Die integrative Onkologie betrachtet die Krebstherapie als Zusammenarbeit zwischen dem Patienten, seinem medizinischen Team und weiteren unterstützenden Pflegekräften.

Ergänzende und alternative Behandlungen, die in der integrativen Onkologie eingesetzt werden, können eine Reihe von Techniken umfassen, darunter Geist-Körper-Therapien, Akupunktur, Massagetherapie, Ernährungsberatung und pflanzliche Arzneimittel. Diese Behandlungen können dazu beitragen, die Nebenwirkungen der Krebstherapie zu verringern, Entspannung herbeizuführen, Angstzustände und Depressionen zu reduzieren und die allgemeine Lebensqualität zu verbessern.

Die integrative Onkologie betont auch die Bedeutung eines gesunden Lebensstils bei der Krebsvorbeugung und -behandlung. Dazu gehören regelmäßige Bewegung, eine ausgewogene Ernährung, Stressabbau und der Verzicht auf Zigaretten und übermäßigen Alkoholkonsum. Patienten wird geraten, diese Lebensstiländerungen während ihrer gesamten Krebserkrankung beizubehalten, da sie dazu beitragen können, die Behandlungsergebnisse zu verbessern und die Wahrscheinlichkeit eines erneuten Auftretens des Krebses zu verringern.

Die integrative Onkologie soll die traditionelle Krebstherapie nicht ersetzen, sondern verbessern. Patienten sollten sich immer mit ihrem medizinischen Team in Verbindung setzen, bevor sie eine ergänzende oder alternative Therapie beginnen, da bestimmte Behandlungen mit der traditionellen Krebsbehandlung in Konflikt geraten können. Integrative Onkologen arbeiten mit dem medizinischen Team des Patienten zusammen, um sicherzustellen, dass alle Therapien sicher und wirksam sind.

Zusammenfassend lässt sich sagen, dass die integrative Onkologie eine patientenzentrierte Strategie ist, die traditionelle Krebsbehandlungen mit ergänzenden und alternativen Therapien kombiniert, um einen umfassenderen und ganzheitlicheren Ansatz für die Krebsbehandlung zu schaffen.

Dieser Ansatz versucht, die körperliche, geistige und spirituelle Gesundheit der Patienten während ihrer Krebserkrankung zu maximieren und erkennt die Bedeutung eines gesunden Lebensstils bei der Krebsprävention und -behandlung an. Patienten sollten immer ihr medizinisches Team kontaktieren, bevor sie eine ergänzende oder alternative Therapie beginnen, da bestimmte Behandlungen mit der traditionellen Krebsbehandlung in Konflikt geraten können.

Wählen Sie die richtigen ergänzenden und alternativen Behandlungen für Ihre Brustkrebserkrankung

Brustkrebs ist eine komplizierte Krankheit, die eine vielfältige Therapiestrategie erfordert. Während zur Behandlung von Brustkrebs häufig konventionelle Behandlungen wie Operation, Strahlentherapie und Chemotherapie eingesetzt werden, können auch ergänzende und alternative Therapien eine Rolle bei der Linderung der Symptome, der Verbesserung der Lebensqualität und der Verringerung des Rückfallrisikos spielen.

Es ist jedoch wichtig zu bedenken, dass nicht alle komplementären und alternativen Therapien gleich wirksam oder sicher sind und einige sogar mit konventionellen Behandlungen in Konflikt geraten oder schädliche Nebenwirkungen verursachen können. Daher ist es wichtig, die verfügbaren Optionen sorgfältig zu prüfen und sich mit Ihrem medizinischen Team zu beraten, bevor Sie komplementäre oder alternative Behandlungen in Ihre Brustkrebsbehandlung einbeziehen.

Hier sind einige Faktoren, die bei der Auswahl ergänzender und alternativer Therapien für Brustkrebs berücksichtigt werden sollten:

BERATEN SIE IHR GESUNDHEITSTEAM: Bevor Sie mit einer ergänzenden oder alternativen Therapie beginnen, ist es wichtig, dass Sie mit Ihrem Gesundheitsteam über Ihren Behandlungsplan sprechen und mögliche Wechselwirkungen oder Kontraindikationen mit Ihren Medikamenten oder bestehenden Therapien besprechen.

RECHERCHIEREN SIE: Informieren Sie sich gründlich über die Behandlung, die Sie in Erwägung ziehen, und prüfen Sie die wissenschaftlichen Daten, die ihre Wirksamkeit und Sicherheit belegen. Suchen Sie nach vertrauenswürdigen Quellen, wie z. B. von Experten begutachteten medizinischen

Veröffentlichungen, und seien Sie misstrauisch gegenüber Einzelbeweisen oder unbewiesenen Behauptungen.

BERÜCKSICHTIGEN SIE DIE MÖGLICHEN RISIKEN UND VORTEILE: Jede Behandlung birgt potenzielle Risiken und Vorteile, daher ist es wichtig, diese vor der Entscheidung gründlich abzuwägen. Einige Therapien bergen möglicherweise nur geringe oder gar keine Risiken, aber nur einen begrenzten Nutzen, während andere möglicherweise größere Risiken, aber möglicherweise größere Vorteile bergen. Berücksichtigen Sie Ihren allgemeinen Gesundheitszustand, Ihre Krankengeschichte und Ihre persönlichen Vorlieben, wenn Sie die Risiken und Vorteile verschiedener Therapien abwägen.

WÄHLEN SIE BEWEISBASIERTE BEHANDLUNGEN: Einige ergänzende und alternative Therapien wie Akupunktur und Meditation haben sich als nützlich erwiesen, um Symptome zu behandeln und die Lebensqualität von Brustkrebspatientinnen zu verbessern. Diese beweisbasierten Behandlungen werden in der Regel von Gesundheitsexperten empfohlen und können sicher in einen vollständigen Behandlungsplan aufgenommen werden.

VERMEIDEN SIE UNGETESTETE ODER RISKANTE BEHANDLUNGEN: Während einige ergänzende und alternative Therapien sicher und nützlich sein können, können andere unbewiesen oder sogar schädlich sein. Es ist entscheidend, Behandlungen zu vermeiden, die extravagante oder unbegründete Versprechungen machen, als „Allheilmittel" angepriesen werden oder deren Sicherheit und Wirksamkeit nicht durch wissenschaftliche Daten belegt ist.

SEIN SIE OFFEN UND EHRLICH MIT IHREM GESUNDHEITSTEAM: Es ist wichtig, offen mit Ihrem Gesundheitsteam über alle ergänzenden oder alternativen Behandlungen zu sprechen, die Sie in Erwägung ziehen, sowie über alle Nahrungsergänzungsmittel oder Vitamine, die Sie möglicherweise einnehmen. Auf diese Weise kann Ihr Gesundheitsteam Ihren Fortschritt überwachen, sicherstellen, dass keine gefährlichen Wechselwirkungen auftreten, und Ihren Behandlungsplan bei Bedarf ändern.

Einige Beispiele für ergänzende und alternative Behandlungen, die sich bei der Behandlung der Symptome und der Verbesserung der Lebensqualität von Brustkrebspatientinnen als nützlich erwiesen haben, sind:

AKUPUNKTUR: Akupunktur ist eine traditionelle chinesische medizinische Behandlung, bei der winzige Nadeln an bestimmten Stellen des Körpers eingeführt werden. Sie hat sich bei der Behandlung von Schmerzen, Erschöpfung und anderen

Symptomen im Zusammenhang mit Brustkrebs und seiner Therapie als nützlich erwiesen.

GEIST-KÖRPER-BEHANDLUNGEN:
Geist-Körper-Therapien wie Meditation, Yoga und Tai Chi können helfen, Stress abzubauen, die Stimmung zu verbessern und das allgemeine Wohlbefinden zu fördern. Diese Behandlungen fördern nachweislich auch den Schlaf, verringern Angst und Depression und verbessern die immunologische Funktion.

MASSAGEBEHANDLUNG: Eine Massagetherapie kann bei Brustkrebspatientinnen zur Linderung von Schmerzen, Erschöpfung und Angstzuständen beitragen und außerdem den Schlaf und die allgemeine Lebensqualität verbessern.

KRÄUTER- UND NAHRUNGSERGÄNZUNGSMITTEL:

Einige Kräuter- und Nahrungsergänzungsmittel wie Ingwer, Kurkuma und Omega-3-Fettsäuren haben nachweislich entzündungshemmende und krebshemmende Eigenschaften. Es ist jedoch wichtig, vor der Einnahme von Nahrungsergänzungsmitteln Ihren Arzt zu konsultieren, da diese mit anderen Medikamenten interagieren und potenziell schädliche Nebenwirkungen haben können.

Zusammenfassend lässt sich sagen, dass ergänzende und alternative Therapien eine wertvolle Ergänzung zu herkömmlichen Brustkrebsbehandlungen sein können, es jedoch wichtig ist, die richtigen Mittel und Therapeuten auszuwählen, um mögliche Schäden zu minimieren. Indem Sie mit Ihrem Arzt sprechen, sich informieren, Ihren eigenen Geschmack und Lebensstil berücksichtigen, nach glaubwürdigen Therapeuten suchen, bei Nahrungsergänzungsmitteln vorsichtig sind und Geduld haben, können Sie die richtigen ergänzenden und alternativen Therapien finden, die Sie bei Ihrem Kampf gegen Brustkrebs unterstützen.

KAPITEL 5

<u>Zu verzehrende und zu vermeidende Lebensmittel</u>

Ob bei Ihnen gerade Brustkrebs diagnostiziert wurde oder ob sich Ihr Brustkrebs bereits auf einen anderen Teil Ihres Körpers ausgebreitet hat, Sie haben wahrscheinlich viele Fragen. Dazu können gehören: Was soll ich essen?

ERNÄHRUNGSTIPPS BEI BRUSTKREBS

Auch wenn Sie sich während Ihrer Brustkrebsbehandlung möglicherweise nicht hundertprozentig wohl fühlen, ist es wichtig, auf die Inhaltsstoffe zu achten, die Sie Ihrem Körper zuführen.

TRINKE GENUG

Streben Sie eine Flüssigkeitsaufnahme von mindestens 2 bis 3 Litern pro Tag an – etwa

1,8 bis 3,5 Liter – hauptsächlich koffeinfreie Getränke.

Es ist immer wichtig, ausreichend Flüssigkeit zu sich zu nehmen, insbesondere während einer Krebsbehandlung. Zu den häufigen Nebenwirkungen einer Krebsbehandlung können Erbrechen, Durchfall, Appetitlosigkeit oder Fieber gehören, die alle zu Dehydrierung führen können.

„Eine ausreichende Flüssigkeitszufuhr hilft Ihnen, Ihre Körpertemperatur, Ihren Blutdruck und Ihren Elektrolythaushalt zu regulieren, Verstopfung vorzubeugen oder zu minimieren und Ihren Organen zu ermöglichen, Abfallprodukte und Giftstoffe auszufiltern“, sagt Taylor. „Ihr Flüssigkeitsbedarf ist während einer Krebsbehandlung höher, also trinken Sie über den Tag verteilt kleine Schlucke, hauptsächlich Wasser.“

Nehmen Sie ausreichend Kalorien zu sich
Vergessen Sie den Taschenrechner – der beste Weg, um herauszufinden, ob Sie genügend Kalorien für die Energieaufnahme zu sich nehmen, besteht darin, sich ein- oder zweimal pro Woche zu wiegen.

Wenn Ihr Gewicht Woche für Woche sinkt, sprechen Sie mit einem Ernährungsberater, um einen Plan zu erstellen.

Denken Sie daran, den ganzen Tag über regelmäßig zu essen. Normalerweise sind kleine Mahlzeiten fünf bis sechs Mal am Tag gut geeignet.

Kleine Mahlzeiten lösen weniger Übelkeit, Erbrechen oder Durchfall aus – und sie maximieren die Aufnahme von Nährstoffen.

„Ihr Körper kann nur eine bestimmte Menge auf einmal aufnehmen", sagt George M. Rogers. „Wenn Sie die Nahrung auf mehrere kleine Mahlzeiten verteilen, hilft das Ihrem Körper, das Beste aus jeder Mahlzeit herauszuholen. Außerdem kann ein großer Teller Essen bei jemandem, der keinen Appetit hat, ein totaler Abtörner sein. Eine kleine Mahlzeit oder ein kleiner Snack ist eher verlockend und fördert eine bessere Nahrungsaufnahme.“

Konzentrieren Sie sich auf die Nährstoffe und holen Sie sich die meisten Nährstoffe pro Kalorie
Wählen Sie Nahrungsmittel aus den Nahrungsmittelgruppen – wie Obst, Gemüse, Getreide, Bohnen, Nüsse, Samen, Fleisch/Eier und Milchprodukte.

Eine ausgewogene Ernährung trägt dazu bei, dass Sie die Nährstoffe erhalten, die Sie brauchen, um Ihren Körper stark zu halten.

„Eine ausgewogene Ernährung unterstützt ein gesundes Immunsystem, einen ausgeglichenen Elektrolythaushalt und eine fettfreie Körpermasse, gibt Ihnen Energie und hilft, die Müdigkeit zu bekämpfen, die so oft mit der Krebsbehandlung einhergeht", sagt George M. Rogers.

Protein nicht vergessen
Protein hilft beim Erhalt der fettfreien Körpermasse/Muskeln. Protein ist in Fleisch, Geflügel, Fisch, Meeresfrüchten, Eiern, Bohnen, Linsen, Nüssen, Samen, Soja und Milchprodukten enthalten.

Kleinere Mengen an Proteinen sind in Gemüse und Vollkornprodukten enthalten. Der Proteinbedarf eines Menschen hängt von vielen verschiedenen Faktoren ab: Alter, Gewicht, Größe und Aktivitätsniveau.

„Jeder Mensch hat einen anderen Proteinbedarf, aber der Kampf gegen den Krebs und die Krebsbehandlung erhöhen den Proteinbedarf", erklärt George. „Eine gute Faustregel ist, mindestens drei- bis viermal am Tag Protein zu sich zu nehmen, wenn Sie normale Portionen essen, und mindestens vier- bis fünfmal am Tag, wenn Sie kleinere Portionen essen als üblich."

Beispiele hierfür sind Eier zum Frühstück, griechischer Joghurt zum Mittagessen, Hühnchen zum Abendessen und Hüttenkäse oder Nüsse als Snack.

LEBENSMITTEL ZUR BEKÄMPFUNG VON BRUSTKREBS

Phytonährstoffe unterstützen die menschliche Gesundheit und sind in pflanzlichen Lebensmitteln wie Obst, Gemüse, Bohnen und Getreide enthalten. Nachfolgend finden Sie gängige Lebensmittel, die wichtige Phytochemikalien enthalten.

Eine Tabelle mit einer Auflistung der sekundären Pflanzenstoffe und der Nahrungsquellen, in denen sie vorkommen. „Kein Nahrungsergänzungsmittel kann die Arbeit einer abwechslungsreichen Ernährung übernehmen, also greifen Sie nicht zu Pillen, um die Drecksarbeit zu erledigen", sagt George. „Essen Sie stattdessen den Regenbogen – einen Regenbogen aus bunten Produkten, um genau zu sein. Phytonährstoffe sind größtenteils für die Farbe von Produkten verantwortlich. Je lebendiger die Farbe, desto wahrscheinlicher ist es, dass sie bis zum Rand mit Phytonährstoffen gefüllt sind."

Natürlich gibt es Ausnahmen und auch manche unscheinbaren Lebensmittel stecken voller Nährstoffe, wie zum Beispiel Blumenkohl und Kohlrabi.

LEBENSMITTEL, DIE SIE BEI BRUSTKREBS VERMEIDEN SOLLTEN

Wenn Sie Brustkrebs haben, wird empfohlen, Folgendes zu vermeiden:

- Koffein.
- Alkohol.

- Rohes oder nicht durchgegartes Fleisch, Fisch oder Geflügel.
- Rohe oder weichgekochte Eier.
- Nicht pasteurisierte Milchprodukte oder Saft.
- Ungewaschenes Obst und Gemüse.

Essensreste, die älter als drei bis vier Tage sind.

Lebensmittel, die vier Stunden oder länger bei einer unsicheren Temperatur stehen gelassen wurden.

„Beschränken Sie Koffein und Alkohol, da beide dehydrieren", rät George. „Sprechen Sie mit Ihrem Onkologen, um genaue Empfehlungen zu erhalten. Und wenn Sie Durchfall haben, sollten Sie erwägen, ganz darauf zu verzichten, da beide die Symptome verschlimmern können."

WAS SOLLTE MAN WÄHREND DER BRUSTKREBSBEHANDLUNG ESSEN?

Wenn bei Ihnen keine ernährungsbedingten Nebenwirkungen Ihrer Krebsbehandlung auftreten, die Ihre Fähigkeit zum Essen und/oder Verdauen von Nahrung einschränken, können Sie laut Taylor eine allgemein gesunde Ernährung einhalten, die Folgendes umfasst:

FRÜCHTE UND GEMÜSE
Streben Sie fünf oder mehr Portionen pro Tag an. Obst und Gemüse enthalten antioxidative und antiöstrogene Eigenschaften.

Besonders empfehlenswert sind Kreuzblütler wie Brokkoli, Blumenkohl, Grünkohl, Weißkohl und Rosenkohl, die reich an sekundären Pflanzenstoffen sind. Versuchen Sie, zu jeder Mahlzeit und jedem Snack eine Portion Obst und Gemüse zu sich zu nehmen. Drei Mahlzeiten und zwei Snacks pro Tag ergeben beispielsweise fünf Portionen pro Tag.

VOLLKORN

Versuchen Sie, täglich 25 bis 30 Gramm Ballaststoffe zu sich zu nehmen. Vollkornprodukte sind unverarbeitete Lebensmittel, die reich an komplexen Kohlenhydraten, Ballaststoffen und sekundären Pflanzenstoffen sowie Vitaminen und Mineralstoffen sind.

Eine Studie von Forschern der Soochow-Universität in Suzhou (China) ergab, dass eine hohe Ballaststoffaufnahme einen positiven Effekt haben kann, indem sie die hormonelle Wirkung von Brustkrebs und anderen hormonabhängigen Krebsarten verändert.

Achten Sie darauf, dass mindestens die Hälfte der Getreideprodukte in Ihrer Ernährung aus Vollkorn besteht, wie Hafer zum Frühstück, Vollkornbrot zum Mittagessen oder brauner Reis zum Abendessen. Achten Sie außerdem darauf, dass Sie täglich fünf oder mehr Portionen Obst und Gemüse essen.

Eine weitere Möglichkeit, Vollkornprodukte hinzuzufügen? Wählen Sie Nüsse oder Samen als Snack. Sie können den Mahlzeiten auch Hülsenfrüchte wie Bohnen, Edamame, Erbsen oder Linsen hinzufügen.

Mageres Eiweiß – und auch Soja
Gute Proteinquellen sind Geflügel, Fisch und Hülsenfrüchte wie Bohnen und Linsen. Reduzieren Sie den Verzehr von gepökeltem, eingelegtem und geräuchertem Fleisch auf ein Minimum.
Der regelmäßige Verzehr von verarbeitetem Fleisch ist mit einem erhöhten Risiko für bestimmte Krebsarten verbunden. Verarbeitetes Fleisch enthält außerdem viel Natrium, was den Blutdruck kurzfristig ebenfalls erhöhen kann.

Soja in moderaten Mengen, d. h. ein bis zwei Portionen Vollwert-Sojaprodukte (wie Tofu, Edamame und Sojamilch) pro Tag können ebenfalls aufgenommen werden.

ALKOHOL IN MASSIVEM, WENN ÜBERHAUPT

Alkoholkonsum ist ein bekannter Risikofaktor für Brustkrebs. Eine große Beobachtungsstudie mit 105.986 Frauen ergab, dass der Konsum von drei oder mehr Gläsern Wein pro Woche im Laufe des Lebens das Brustkrebsrisiko einer Frau um einen kleinen, aber signifikanten Prozentsatz erhöht.

Die Studie ergab ein um 15 % erhöhtes Brustkrebsrisiko, wenn Frauen durchschnittlich drei bis sechs Drinks pro Woche tranken, im Vergleich zu Frauen, die keinen Alkohol tranken. Versuchen Sie, den Konsum alkoholischer Getränke nach Möglichkeit zu vermeiden.

„Einige Studien preisen die möglichen Vorteile für die Herzgesundheit durch moderaten Rotweinkonsum an, aber unabhängig von der Art des Alkohols ist der tägliche Alkoholkonsum mit einem erhöhten Risiko für bestimmte Krebsarten, einschließlich Brustkrebs, verbunden", bemerkt Taylor.

LEBENSMITTEL, DIE BEI DEN NEBENWIRKUNGEN DER BEHANDLUNG HILFEN

Bei einer Brustkrebsbehandlung können verschiedene Nebenwirkungen auftreten. Hier finden Sie einige Vorschläge, was Sie essen oder tun können, um Ihre Symptome zu lindern.

BRECHREIZ

Wenn Sie Übelkeit verspüren, empfiehlt Ihnen Ihr Ernährungsberater möglicherweise, mehr kühle oder zimmerwarme Lebensmittel zu essen, da diese keinen starken Geruch haben. Es kann auch hilfreich sein, fettarme Lebensmittel zu essen, da die Verdauung von Fetten länger dauert.

„Lassen Sie Mahlzeiten nicht ganz aus, wenn Ihnen übel ist, denn ein leerer Magen kann die Übelkeit verschlimmern", rät George. „Konzentrieren Sie sich stattdessen auf kleine Häppchen über den Tag verteilt."

Vermeiden Sie starke Aromen. Sie können Ihren Rezepten ruhig Ingwerwurzel hinzufügen, da diese bei Übelkeit helfen kann.

VERSTOPFUNG
Wenn Verstopfung zum Problem wird, kann Ihr Ernährungsberater Sie dazu ermutigen, ballaststoffreiche Lebensmittel zu essen und mehr Flüssigkeit zu sich zu nehmen, fügt Taylor hinzu. Leichtes Gehen und warme Getränke können ebenfalls zu einem regelmäßigen Stuhlgang beitragen.

ERMÜDUNG
Um Müdigkeit zu bekämpfen, wählen Sie proteinreiche Snacks und kleine, häufige Mahlzeiten anstelle großer Mahlzeiten.

Menschen sind oft müder, wenn sie sich nicht gut ernähren oder während der Behandlung abnehmen.

Wenn bei Ihnen Nebenwirkungen auftreten, die Ihre Fähigkeit, regelmäßig zu essen, beeinträchtigen, fragen Sie Ihr Betreuungsteam, ob Sie sich mit einem Ernährungsberater treffen können, um individuelle Ernährungsempfehlungen durchzugehen.

Behalten Sie nach der Behandlung ein gesundes Gewicht
Bei übergewichtigen Menschen zirkuliert ein höherer Östrogenspiegel im Körper als bei Frauen mit Idealgewicht.

Zahlreiche Studien, darunter eine von Forschern des Iranischen Instituts für Gesundheitsforschung in Teheran, Iran, haben einen Zusammenhang zwischen Körpermasse und Brustkrebs bei Frauen nach der Menopause nachgewiesen.

Wenn Sie übergewichtig sind, empfiehlt George, nach Abschluss der Behandlung durch eine gesunde Ernährung und regelmäßige Bewegung abzunehmen.

Von einer Gewichtsabnahme während der Behandlung wird im Allgemeinen abgeraten, da diese häufig mit unerwünschtem Muskelabbau einhergeht, der wiederum zu Müdigkeit, einem geschwächten Immunsystem und einem langsameren Heilungsprozess führt.

„Geben Sie Ihrem Körper die Nährstoffe, die er zur Bekämpfung des Krebses braucht", sagt er.

Erwägen Sie nach Abschluss Ihrer Behandlung ein Treffen mit einem Ernährungsberater, um individuelle Empfehlungen zur Verringerung des Rückfallrisikos und zur Unterstützung eines gesunden Gewichts zu erhalten.